汉竹编著·亲亲乐读系列

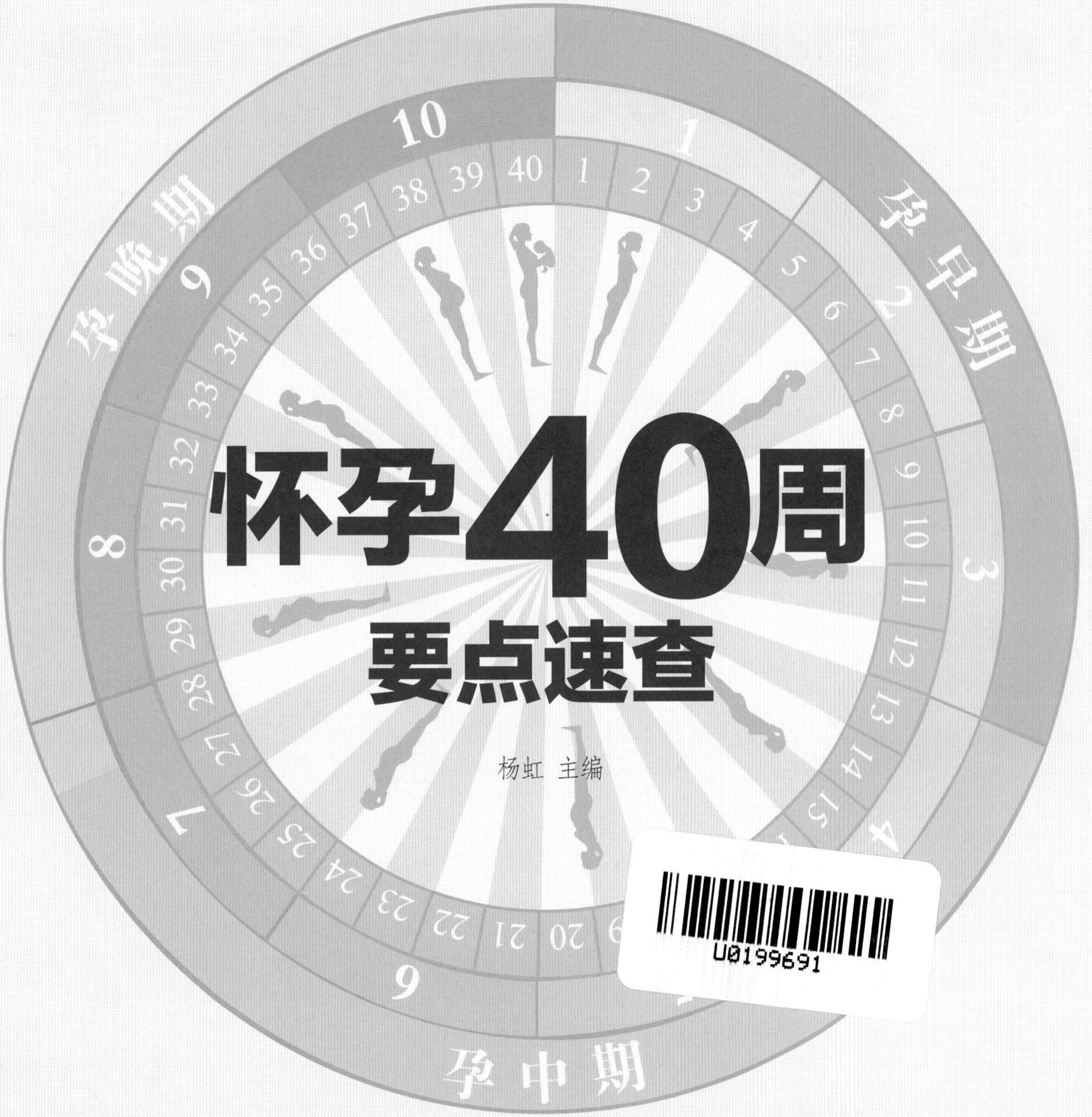

孕晚期
孕早期
孕中期

10
1
9
8
7
6

37 38 39 40 1 2 3 4 5 6 7 8 9 10 11 12 13 14 15 16 17 18 19 20 21 22 23 24 25 26 27 28 29 30 31 32 33 34 35 36

怀孕40周
要点速查

杨虹 主编

汉竹图书微博
http://weibo.com/hanzhutushu

江苏凤凰科学技术出版社
全国百佳图书出版单位

孕期食物宜吃清单

西蓝花	西蓝花中的营养不仅丰富，而且全面，维生素 A、维生素 C、膳食纤维及钙、钾等多种矿物质的含量都很高
牛奶	牛奶是孕妈妈补钙的最佳选择。牛奶中钙和磷的比例得当，有利于人体吸收。牛奶还是维生素 D 和钾的重要来源，能够为孕妈妈提供良好的营养储备
鸡蛋	鸡蛋是很好的营养来源，它可以给孕妈妈提供优质蛋白质，氨基酸、微量元素及维生素的含量也很高
番茄	番茄中的维生素和矿物质含量很高，生吃番茄可以补充维生素 C，熟吃番茄可以补充抗氧化剂
牛肉	牛肉含有丰富的蛋白质，其氨基酸组成接近人体需要，能帮助孕妈妈提高抵抗力。中医认为，牛肉有补中益气、滋养脾胃、强筋健骨的功效
豆类	豆类中的蛋白质含量高、质量好，其营养价值接近于动物性蛋白质，是较好的植物蛋白。黑豆和黄豆等还可以给孕妈妈提供所需的膳食纤维、铁、钙、锌等营养素
全麦食物	全麦类食物含有丰富的碳水化合物、B 族维生素、铁、锌等营养素，比精米精面含有更多的膳食纤维，能够为孕妈妈补充每日所需的多种营养素
苹果	苹果富含多种营养成分，如维生素 C、钙、钾、硒等，常吃有助于提高免疫力
香蕉	香蕉的营养价值高，有"快乐水果"和"智慧果"的美誉。香蕉中含有丰富的膳食纤维，有清热解毒、预防便秘的功效，另外还含有大量叶酸
海鱼	海鱼中富含 DHA、EPA，以及人体必需的氨基酸等，有益智抗衰老的功效

忌 孕期食物忌吃清单

油炸、辛辣食物	孕妈妈若经常进食油炸（如油饼、油条、炸糕、油炸馒头片等）、辛辣食物（如辣椒、芥末、咖喱、花椒、麻椒等），容易引起上火、便秘等症状
高糖食物	高糖食物常常会引起糖代谢紊乱，并大量消耗钙，因而会危害健康
药物	许多药物都会影响胎宝宝的健康，甚至有致畸作用
罐头食品	罐头食品中含有的添加剂，是导致流产和胎儿畸形的危险因素
酒类	无论是白酒还是啤酒，所含的酒精都是导致胎儿畸形和智力低下的重要因素
腌制食品	腌制食品虽然美味，但含亚硝酸盐，维生素含量低，不适合多吃
温补食品	温补食品如人参、鹿茸、桂圆、荔枝等，尽量少吃
致敏食品	致敏食品很可能会引起流产，导致胎儿畸形等多种不良后果。因此，孕妈妈要了解自己对哪些食物有过敏反应。一般来说，海鲜、蛋类等容易引起过敏体质者过敏，要多加注意
生食	生食中往往含有大量的细菌、病毒和寄生虫，如生鱼片可能含有弓形虫，可能会传染给胎宝宝，所以在孕期一定要少吃生食，最好不吃生食
方便食品	方便食品往往高盐、高糖或者含食品添加剂，应尽量少吃

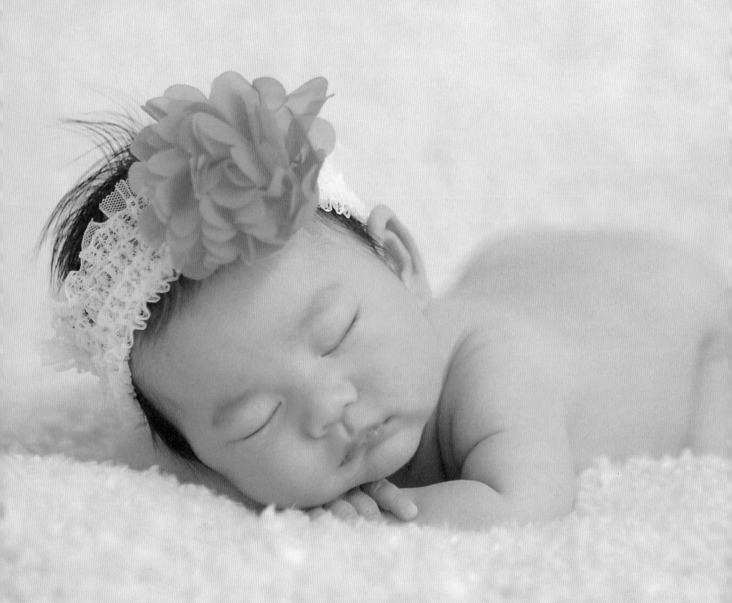

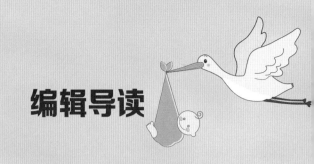

编辑导读

"孕期每个月的饮食有什么注意事项?"

"孕期都会遇到哪些问题?"

"怎样应对孕期的各种身体不适?"

　　孩子是上天赐予父母的礼物,孕育一个健康的宝宝是每个家庭的美好愿望,现在各种孕产应用软件(App)和书籍让人眼花缭乱,如何从中做选择令孕妈妈纠结烦恼。翻开此书,我们会为您逐一剖析孕期的各种注意事项,并告诉孕妈妈哪些食物可以吃、哪些食物要多吃,哪些事情要少做、哪些事情不要做,让孕妈妈轻松度过孕期,孕育最棒的宝宝。本书包括孕期全程的饮食指导、每周的注意事项速查等,让孕妈妈花更少的时间掌握更多的孕期知识。

　　另外,本书还将宜忌速查版块化,每月快速检索生活、运动、产检等问题,让孕妈妈轻松避开孕期"雷区",安心养胎。有了本书的指导,孕育一个健康聪明的宝宝就是这样简单。

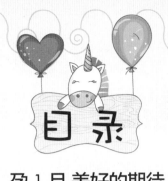

目录

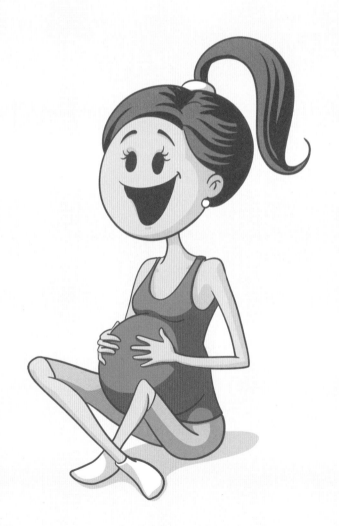

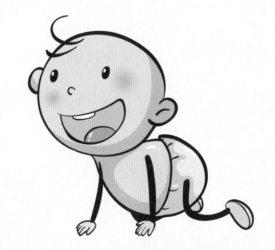

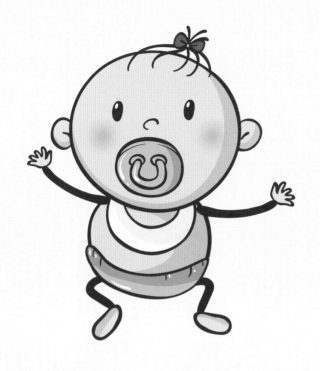

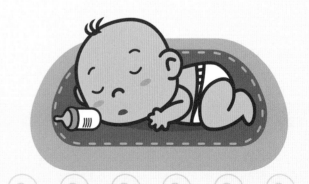

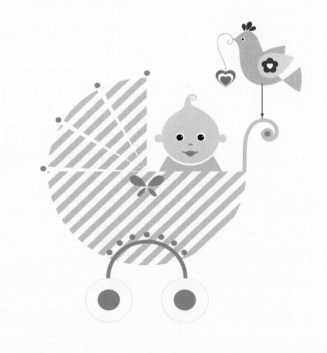

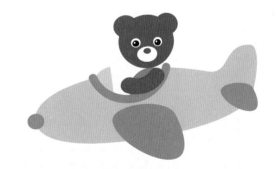

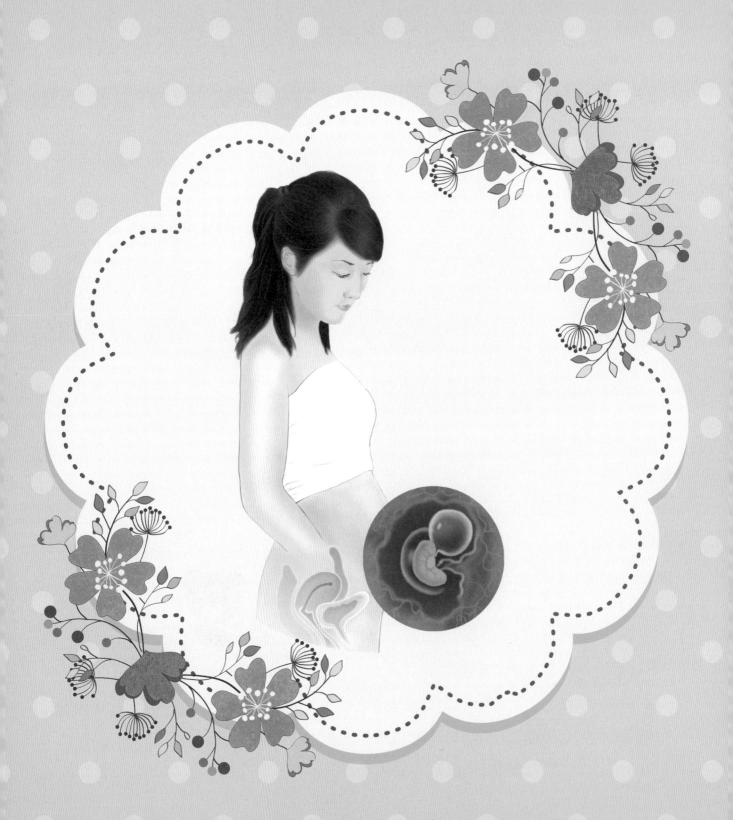

孕1月 美好的期待

现在的你即将要成为真正的孕妈妈了。想到那小小的爱情种子在自己体内开始萌芽，悄悄地成长、变化，这种感觉是不是很美妙呢？那么从现在开始，孕妈妈就可以和准爸爸一起期待未来的美好和幸福喽！

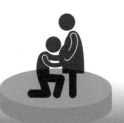

本月生活行动指南

关注胎宝宝发育

在怀孕第 3 周时，胎宝宝还是受精卵，长约 0.2 毫米，被叫作"胚芽"或"胚胎"。孕妈妈外形上并没有太大变化，子宫、乳房的大小、形态也都看不出有什么变化。一些比较敏感的孕妈妈可能会有类似感冒的症状，身体发软、低烧，少数孕妈妈还会出现恶心、呕吐等妊娠反应。

孕妈妈体重变化

本月体重记录：＿＿＿＿＿＿
本月计划增加体重：500 克

体重控制要点

孕前调整体重：体重关乎孕妈妈和胎宝宝将来的健康，过胖或过瘦都会影响受孕。

生活起居的宜忌

孕 1 月，胎宝宝悄然到来。到本月末，胎宝宝已在子宫内"安家"并快速发育了，这也让孕妈妈的身体有了一些变化，不过大部分孕妈妈还感受不到这些变化。

晚餐在家吃

晚餐尽量在家吃，食材要新鲜应季，鱼类、五谷杂粮类、绿叶蔬菜都要有。

形成健康规律的生活习惯

夫妻双方要合理安排自己的工作和生活，这段时间要保持轻松的状态，不可熬夜、加班，多抽出时间做些运动，如散步、慢跑、游泳、瑜伽等，让身心平和。

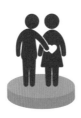

了解双方家族病史

如果有异常要认真记录，并在孕前检查的时候主动告诉医生。

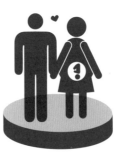

补充叶酸

整个孕期对叶酸的需求量是怀孕前的 1.5~2 倍。每天服用叶酸 400 微克，可大大降低胎宝宝神经管畸形的发生率。

本月产检项目速查

血液检查： 确认是否怀孕，卵子受精后 7 天即可在血液中检测出人绒毛膜促性腺激素（HCG）。

了解家族病史： 包括过去用药的历史、医院就诊的一般记录、双方家族病史，为了胎宝宝的健康，孕妈妈准爸爸不要对医生隐瞒自己家族的病史。

体重检查： 测算身体质量指数（即 BMI），制订不同的孕期饮食计划。

孕期运动宜忌

保持孕前运动状态。 之前有运动习惯的孕妈妈，可以继续保持运动，但要适当调整运动强度，以感觉舒适为宜。

养成运动习惯。 之前没有运动习惯的孕妈妈，要循序渐进，找到适合自己的运动规律。

运动幅度不可过大。 孕 1 月受精卵刚刚着床，在孕妈妈肚子里还是一个小小的胎芽，尚不稳定，一些震动性大、快速移动的运动方式就不太适合此时的孕妈妈了。

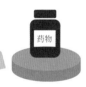

切忌随意服用药物
不管是外用药还是内服药，都不要轻易使用。如果一定要用药，应询问医生并仔细阅读药品说明书，看是否会对胎儿有影响。

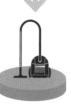

及时整理家务
不要因为懒惰，把家务活堆在一起。堆积如山的家务会把家庭环境搞得一团糟，而且日后集中处理时更易感到疲劳。

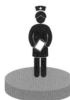

早产、流产半年后再怀孕
早产、流产后会对女性的身体和心理造成伤害，需要一定的时间进行调养。

▼ 孕 1 月细节备忘

▶ **避免身体劳累。** 旅游、长时间紧张工作等都会使人感到疲劳，对怀孕均无益处。

▶ **保持愉悦的心情。** 不要在情绪压抑时受孕，夫妻双方一旦处于焦虑、抑郁的精神状态，就会影响精子或卵子的质量。

▶ **孕前停用药物。** 夫妻任何一方如果长期服药，就不要急于怀孕，最好咨询医生后再做决定。

▶ **戒烟戒酒。** 如果丈夫抽烟，妻子也会吸入二手烟，影响胎宝宝的正常发育。酒精对卵子和精子的影响也非常大，所以丈夫应戒烟戒酒。

本月宜吃 & 不宜吃

孕1月的时候，孕妈妈还不一定知道自己已经怀孕了，但是处于备孕状态的女性，在饮食上需要多加注意。为了胎宝宝的健康，孕妈妈本月需要适量补充叶酸，促进胎宝宝神经管正常发育。

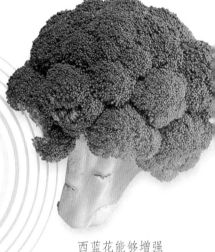

富含叶酸的绿叶蔬菜是本月孕妈妈补充叶酸的不二选择。

西蓝花

西蓝花质地细嫩，味道鲜美，含有丰富的叶酸、维生素 A、维生素 C，利于母婴健康。

宜

食用西蓝花补充维生素C

西蓝花能够增强机体免疫力。

宜

叶酸预防神经管畸形

菠菜

菠菜富含叶酸和膳食纤维。因为叶酸很容易流失，所以为防止叶酸流失，菠菜买回来后及时吃，不宜久放。

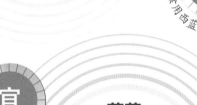

菠菜食用前用水焯一下去掉草酸。

莴笋

莴笋是一种低热量、高营养的蔬菜，含有丰富的叶酸，叶酸有助于胎宝宝脊髓的形成。

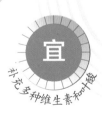

宜

补充多种维生素和叶酸

食用莴苣可预防妊娠高血压疾病。

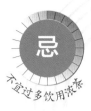

忌

不宜过多饮用浓茶

浓茶

茶叶中含有的鞣酸会影响铁的吸收，常饮浓茶易患缺铁性贫血，影响胚胎发育。

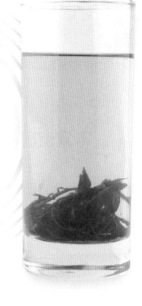

浓茶会增加孕妈妈的心脏和肾脏负担。

咖啡

咖啡会导致孕妈妈中枢神经系统兴奋、躁动不安、呼吸加快、心跳过速，不利于胚胎顺利着床。

忌

孕期常饮咖啡不利于胎宝宝发育

喝咖啡不利于胚胎顺利着床。

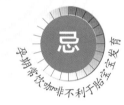

蜂王浆

蜂王浆有较多的激素，孕妈妈不宜服用，否则会干扰胎宝宝的生长发育。

忌

喝蜂王浆会干扰胎宝宝的生长发育

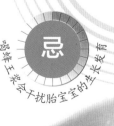

蜂王浆中含有雌激素，孕妈妈不宜多喝。

浓茶有兴奋作用，会对胎宝宝造成一定影响。

第1周 末次月经经期

严格意义上说，这个时期的你还只是一位在备孕期的女性，末次月经结束后，备孕女性体内的新的卵子开始发育成熟。

宜补充叶酸

备孕夫妻要在孕前 3 个月开始补充叶酸，这是因为叶酸在进入体内后，至少要经过 4 周才能改善体内叶酸缺乏的状态。在孕前 3 个月开始补充叶酸，可以更好地保证胎宝宝神经系统的正常发育。

不宜过度补充叶酸

在怀孕早期，叶酸缺乏会引起胎宝宝神经管畸形等先天性畸形或早产。但是，过量摄入叶酸会影响孕妈妈体内对锌的吸收，增加某些未知的神经损害的危险性。临床研究显示，孕妈妈对叶酸日摄入量的可耐受上限为 1 000 微克，每天摄入 400 微克的叶酸对预防胎儿神经管畸形和其他缺陷非常有效。

宜打造平衡的膳食结构

叶酸广泛存在于绿叶蔬菜、新鲜水果以及肉类食物中。

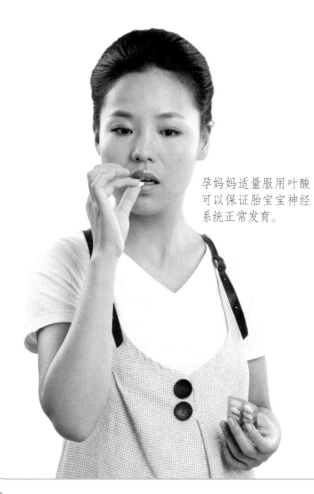

孕妈妈适量服用叶酸可以保证胎宝宝神经系统正常发育。

种类	叶酸含量多的食物
蔬菜	莴笋、菠菜、菜花、油菜等
水果	橘子、草莓、樱桃、香蕉、桃子、猕猴桃等
家禽类	动物的肝脏、肾脏，如猪肝、鸡肝等；禽肉及蛋类，如鸡肉、鸡蛋、鹌鹑蛋等
谷物	大麦、米糠、小麦胚芽、糙米等
豆类	黄豆、红豆以及豆皮、豆腐等
坚果	核桃、腰果、栗子、杏仁、松子等

第1周注意事项速查

第1周是备孕的关键期，备孕女性要保持健康的生活方式和积极的心态。

测算排卵周期

如果你的月经一向比较规律，可以采用这种算法。从月经来潮的第1天算起，倒数（14±2）天就是排卵期。例如你的月经周期是28天，这次月经来潮是5月28日，那么5月的12~16日这几天就是排卵期。

测量基础体温

这个方法适用于月经不太规律的女性，从月经第一天开始测量基础体温。早晨醒来，将在床头准备好的体温计放在舌下，测口腔温度，5分钟后读取并记录体温。每天1次，坚持3个月，绘出两次月经间的体温变化曲线。观察每月的体温曲线变化规律，高温期之前的低温日即是排卵日。

使用排卵试纸

排卵是卵巢释放卵子的过程。正常女性体内会生成微量的促黄体生成素（LH），在月经中期LH的分泌量快速增加，形成一个高峰，并在此后48小时内刺激卵巢内成熟卵子的释放，这段时间内女性最容易受孕。用排卵试纸测排卵期，效果很不错。

备孕期必须补充的营养

备孕阶段，备孕妈妈要为胎宝宝储存足够的营养，因为胎宝宝的大部分营养都直接来自孕妈妈的身体储备，备孕妈妈在备孕期间饮食要营养均衡。

孕前补钙

孕期，胎宝宝会吸收孕妈妈身体里的钙质，孕妈妈消耗的钙量远远大于普通人，所以在孕前要多补钙。可以多喝豆浆和牛奶，多吃蔬菜、肉类等含钙量高的食物。同时，备孕妈妈要多晒太阳补充足够的维生素D，促进钙的吸收。

孕前补锌

锌可以促进排卵，对精子质量的提高也有帮助，能增加受孕的机会，故备孕妈妈需要补锌。补锌应以食补为主，多吃牡蛎、贝类、海带、黄豆、扁豆、黑芝麻、瘦肉、核桃、瓜子等含锌量多的食物，少吃过于精制的米和面。如果缺锌严重，应该在医生的指导下服用一定量的补锌剂。

孕前补铁

缺铁会导致贫血，备孕妈妈要适当增加铁的摄入量，以防贫血。多吃瘦肉、动物肝脏、猪血、鸭血、鸡蛋、豆制品等，这些食物都富含铁元素。此外，蔬菜和水果中的维生素C可以促进铁的吸收。

碘对胎宝宝的大脑发育也很重要，备孕妈妈最好能每周吃一两次海产品，为怀孕做好营养储备。

第2周 受精卵形成

成熟的卵子从卵泡中排出，1个最强壮的精子也从大约3亿个精子中脱颖而出，卵子与精子结合形成受精卵，新生命宣告诞生。

补充蛋白质

孕1月，受精卵分裂迅速，孕妈妈的子宫、乳房等组织也开始发生变化，而这些变化需要优质蛋白质的支持。所以孕1月的孕妈妈要补充丰富的优质蛋白质，保证每天摄入60~80克蛋白质，食物来源应丰富多样，鱼、肉、蛋、奶都应有所摄入，才能保证孕妈妈营养均衡。

别一怀孕就猛吃猛喝

有些孕妈妈在怀孕后觉得是"一人吃两人补"，所以就开始猛吃猛喝，生怕胎宝宝营养不够。尤其是得知怀孕比较早的孕妈妈，因为还没有发生妊娠反应，所以吃得更加"肆无忌惮"，这其实是不对的。无论如何，孕妈妈在饮食上都不能随心所欲，猛吃猛喝不仅会给肠胃带来负担，也会导致体重过度增加，对胎宝宝发育也没有益处。

第2周注意事项速查

第2周就开始排卵了，受精卵形成后，备孕女性终于成为孕妈妈了。

 告别烟、酒、茶、咖啡

怀孕前的卵子和精子以及怀孕初期的受精卵，对外界刺激都极敏感，所以孕妈妈在饮食和生活习惯上要格外注意，平时不利于身体健康的生活习惯可能会危害到胎宝宝。尤其是喜欢吸烟、饮酒、喝浓茶、喝咖啡的孕妈妈，要改掉这些不良习惯。

 别舍不得小动物

宠物是弓形虫常见的携带体，其中又以猫最为突出。研究表明，一只猫的粪便中可以含有数以万计的弓形虫卵，甚至人接触了猫的唾液或者饮用了受污染的水、食用了受污染的食物，都有被感染的危险。因此，虽然恋恋不舍，但还是应在备孕前至少3个月将心爱的宠物暂时寄养。备孕时还要做相应的体检，如果不小心感染了弓形虫，应在病愈后再怀孕。

 合适的温度和空气相对湿度

创造一个温度和空气相对湿度适宜的环境，是保证孕妈妈和胎宝宝健康的必要内容。居室中宜保持合适的温度，即20℃~22℃。温度太高，会使人头昏脑涨、精神不振、昏昏欲睡或烦躁不安；温度太低，则使人身体发冷，容易感冒。空气相对湿度保持在30%~40%最适合。

每天喝杯牛奶

牛奶中含有较多的钙、维生素A、维生素D等营养素。牛奶中的钙容易被孕妈妈吸收，而且铁、磷、钾、镁等多种矿物质的含量也十分合理。因此，孕妈妈每天应摄入适量的牛奶。

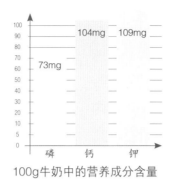

100g牛奶中的营养成分含量

乳糖不耐受的孕妈妈可以多吃豆制品或喝豆浆。

用药要谨慎再谨慎

服用药物到底对妊娠影响有多大，孕期用药是否会对胎宝宝造成不良影响，关键取决于两个方面，即药物本身和用药的时间。

安全的孕3周（停经3周）以内

在此期间服过药的孕妈妈不必为致畸担忧。如果没有任何流产征象，一般表示药物未对胎宝宝造成影响。不过安全起见，停经后2周孕妈妈就不要自行吃药了。

高度敏感的孕3周至孕8周

这个阶段胎宝宝对于药物的影响反应最为敏感，某些药物可产生致畸作用，所以此时要特别留意。如果孕妈妈在这个阶段服用过药物，那么孕期一定要按时产检，必要时按医生要求做进一步排查。

中度敏感的孕8周至孕16周

这个阶段的胎宝宝对药物的毒副作用较为敏感，致畸程度也难以预测。如果孕妈妈这时患上了感冒，一定要弄清是普通感冒还是病毒性感冒，对症治疗。

低度敏感的17周以后

孕17周之后，胎宝宝对药物的敏感性较低，用药后一般不会出现明显畸形，但也可能出现发育异常。所以孕妈妈一定要认真阅读药品说明书，并谨遵医嘱。

无论孕妈妈是否服用了药物，孕期按时按项产检都是不可或缺的。

第3周 受精卵着床

受精卵经过不断地分裂，变成一个球形细胞团（这时的细胞团叫胚泡），游进子宫腔，然后在子宫腔内停留3天左右，等待子宫内膜准备好后，与子宫内膜接触并埋于子宫内膜里，这一过程称为"着床"。

孕期喝水有讲究

不能口渴才喝水

口渴说明身体已经真的缺水了，体内水分已经失衡，细胞脱水已经到了一定的程度，进而影响细胞功能。

不喝没有烧开的自来水

自来水中的氯与水中残留的微生物、残质会对身体造成损害，所以自来水应烧开后再饮用。

不宜久喝纯净水

纯净水是采取一系列科学工艺处理过的水，虽然非常干净，但是许多人体必需的矿物质也会减少，如果孕妈妈长期饮用，会影响营养的摄入。

好心情有利于受孕

女性的生殖系统和内分泌系统受大脑皮层的影响和调控，如果长期精神紧张、焦虑等，内分泌系统就会紊乱，可能会造成排卵期提前、推迟甚至不排卵，这自然会大大降低受孕概率。而心情愉快则有利于受精卵顺利着床。当感觉情绪不稳定时，可以通过参加社交活动、布置家居、进行体育运动、与丈夫多交流沟通等方式改善心情。

第3周注意事项速查

孕3周时，胎宝宝已经在孕妈妈的子宫里安营扎寨了，不过胚胎还不稳定，孕妈妈要避免危险性动作。

 停经

怀孕的第一信号是月经停止来潮。结婚后有性生活的女性，平时月经规律，一旦月经推迟10~15天，就有可能是怀孕了。所以有性生活的女性都应该记住自己的月经日期。但是，停经不是怀孕特有的症状，其他原因也可引起停经或月经迟来，所以需要做进一步的验证。

 类似感冒

孕激素的变化可能会使身体出现类似"感冒"的症状，不知情的孕妈妈容易误用药物。孕早期的反应和感冒有差别，可以区分出来。首先，怀孕后第一症状是停经。其次，怀孕后身体温度会有所升高，但一般当体温达到37.5℃以上时，才说明可能是感冒引起发烧了。除此之外，感冒还会出现流鼻涕、关节疼痛等病毒感染的症状。

 其他征兆

恶心、呕吐：孕早期的恶心、呕吐可能会发生在一天中的任何时间。

困倦：好像总是睡不醒的感觉，做什么事都没有精力。

乳房变化：乳房发胀，好像变大了，略有刺痛感。

适量吃含维生素 C 的食物

　　各类新鲜水果(如橙子、柠檬等)、蔬菜(如番茄、土豆、圆白菜、菜花、冬瓜、丝瓜、黄豆等) 含有丰富的维生素 C，具有消退色素的作用。虽然富含维生素 C 的食物能够使皮肤白嫩、身材苗条，但是不可过量食用。摄入过量的维生素 C 会减少身体对维生素 B_{12} 的吸收，加重巨幼细胞性贫血。

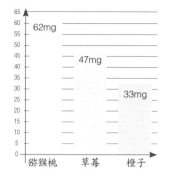

62mg　47mg　33mg

猕猴桃　草莓　橙子

100g不同食物中维生素C的含量

适量食用富含维生素C的食物能够使皮肤白嫩、身材苗条。

第4周 胚胎迅速生长

胚泡已经完成植入，绒毛膜已形成。现在与未来的几周内，胚胎细胞将以惊人的速度分裂，细胞数量急剧增长，并逐步分化成不同的组织和器官。

适当食补

胎宝宝在孕妈妈的体内稳稳"扎根"了，为了给胎宝宝提供肥沃的"土壤"，孕妈妈可以适当食补来增加营养，以满足自己和胎宝宝的需要。尤其是维生素，因为维生素是人体需要的基本营养物质，对保证早期胚胎器官发育有重要作用，所以在孕早期，孕妈妈应重点补充维生素。维生素有很多种类，不同种类的维生素对身体有不同作用。

不喝或少喝碳酸饮料

饮料中含有大量的糖，尤其是碳酸饮料喝起来刺激感较强，会淡化孕妈妈对甜味的感知，导致不知不觉中摄入过多的糖。碳酸饮料中的二氧化碳成分进入腹中，会引起腹胀和饱腹感，使孕妈妈食欲不振、消化不良。此外，碳酸饮料的酸性成分还会腐蚀孕妈妈的牙齿，引起口腔问题。

第4周注意事项速查

孕4周时，孕妈妈多多少少都已经有了怀孕的感觉，那么就通过验孕工具确认一下吧。

 早孕试纸验孕

测量前确认试纸是否在保质期内，采集尿液时应取早晨的第一次尿液进行检测，此时的尿液在膀胱中留存的时间较长，其中的HCG含量较高，比较准确。但不要为了增加尿液而喝过多的水，这会导致尿液中的HCG被稀释，影响测量结果。孕4周的第3~7天，是本月用早孕试纸验孕的最佳时间。

 抽血验孕

血液检查跟尿检的原理相近，都是通过体内HCG的变化来判断是否怀孕。一般可于同房后20天左右去医院抽血检查血液中HCG的含量，检查时不需要空腹。通过测定血液中的HCG含量，协助诊断早孕，准确率比早孕试纸验孕的方法高。

 B超检查

B超检查是验孕方法中相对准确、可靠的方法。如果孕妈妈还是不放心，最早可以在孕5周时，也就是超过月经周期一周的时候。通过B超检测，在显示屏幕上可以看到子宫内有圆形的光环，又称妊娠环，环内的暗区为羊水，其中还可见有节律的胎心搏动。但是一般在孕早期不建议多次使用B超检查。

早餐告别油条

孕妈妈整个孕期最好都不要吃油条、油饼。炸油条使用的明矾中含有铝，可通过胎盘侵入胎宝宝身体，影响胎宝宝智力发育。经常吃油条还会增加热量的摄入。原本不含或脂肪含量极少的食物经油炸后，脂肪含量会成倍地增加。脂肪是高热量的食物，而且吸收率高，过多摄入必然导致体内热量过剩，孕妈妈的体重就会超标。

孕期的每日脂肪摄入量

烧菜用的植物油 42%

其他食品 58%

孕妈妈不可或缺的营养素

不同的营养素对孕妈妈和胎宝宝的作用有所不同，孕妈妈千万不要挑食偏食，一定要保持营养摄入均衡。以下几种营养素是孕前和孕期对孕妈妈来说比较重要的，孕妈妈要注意补充。

铁

铁是人体生成红细胞的主要原料之一。缺铁会导致胎宝宝宫内缺氧，生长发育迟缓，出生后易发生智力发育障碍。补铁的食材有动物血、动物肝脏、瘦肉、木耳、海带、黑豆等。

锌

如果锌摄入不足，会使胎宝宝脑细胞分化异常，新生儿出生时体重低。补锌食物有鱼、虾、乳类、坚果等。

钙

缺钙会影响胎宝宝牙齿的钙化和骨骼的发育，也会导致孕妈妈出现小腿抽筋，产后出现骨软化、牙齿疏松等现象。可以吃牡蛎、鱼、虾、黄豆等食物补钙。

维生素

维生素在生命活动中的作用是参与机体代谢的调节。多吃含维生素的食物可以减少妊娠期皮肤拉伸造成的损害。新鲜的蔬菜水果、粗粮中的维生素含量丰富。

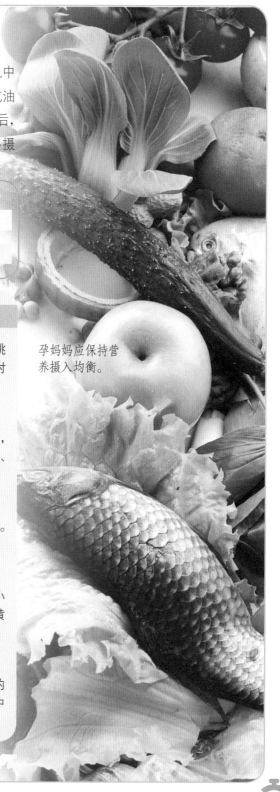

孕妈妈应保持营养摄入均衡。

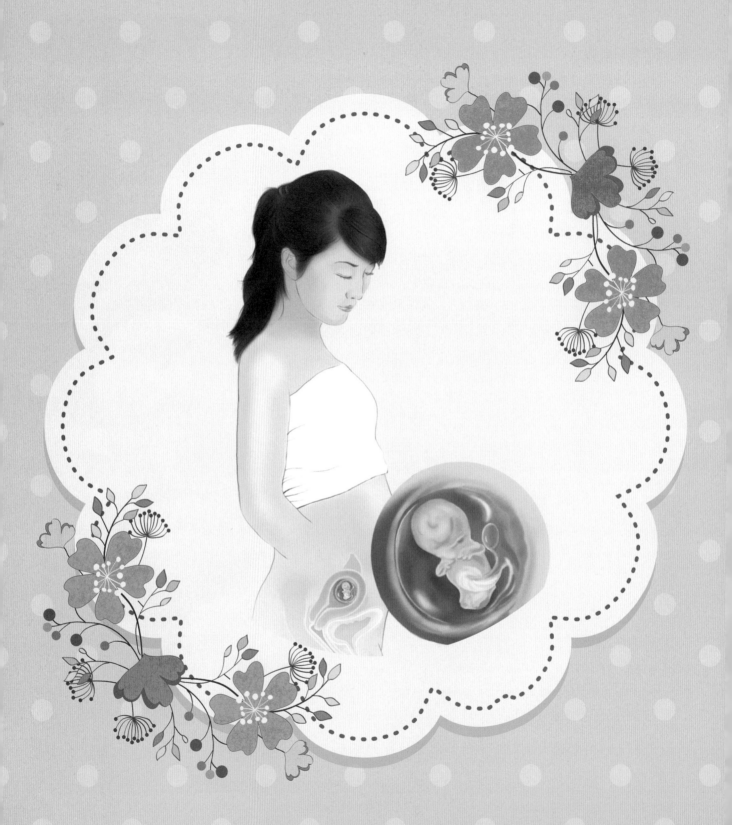

孕2月 轻松面对怀孕征兆

这个月，你已经是幸福的孕妈妈了。终于盼到了自己的宝宝，

这种甜蜜的感觉让你好想告诉全世界的人："我要做妈妈啦！"

那就赶紧和准爸爸庆祝一番吧！

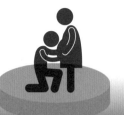

本月生活行动指南

关注胎宝宝发育

孕2月的胎宝宝"尾巴"消失了，眼睛、鼻孔、嘴唇、舌头等开始形成，胳膊和腿也长长了许多。胃、肠、心脏、肝脏等内脏器官的形成已经完成。因为胎宝宝的部分内脏器官都开始在这个阶段形成，所以应该谨慎避免任何危险，以免给胎宝宝造成伤害。为了保证自己和胎宝宝的健康，孕妈妈要特别注意饮食起居的细节，还要尽可能防止意外发生。

孕妈妈体重变化

本月体重记录：_____
本月计划增加体重：500 克

体重控制要点

少吃或不吃零食：喜欢吃零食的人很容易导致总热量摄入失衡，所以肥胖的孕妈妈要少吃或不吃零食。

生活起居的宜忌

孕2月，胎宝宝着床不久，在子宫内还不够稳定，易发生流产，孕妈妈要多注意生活起居的细节，避免危险的发生，尤其要避免跌倒，保护好腹部。

远离微波炉

对于孕早期的孕妈妈，微波炉可能是一个敏感的刺激，应尽量避免近距离接触微波炉。

避免挤压腹部

怀孕初期，由于体内激素的变化，孕妈妈会出现身体不适的症状。此时要避免重体力劳动，尤其避免会对腹部产生压力的劳动。

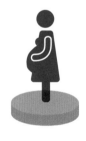

警惕孕期腹痛

怀孕初期，许多孕妈妈都会有下腹隐隐作痛的感觉。这种情况通常会在两三周后消失。如果腹痛较严重并且具有持续性，一定要及时就医。

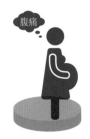

腹痛

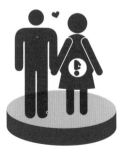

保持心情舒畅

孕期要保持心情舒畅，避免各种刺激，采用多种方法消除紧张、烦闷、恐惧心理。工作上不要有太大的压力。

本月产检项目速查

 B超要憋尿：这个月做B超检查需要憋尿，而且要使膀胱非常充盈才能更清楚地检查子宫内的情形。

 抽血前提前咨询采血时间：需要采血的检查，有些医院不是每天都能做，需提前咨询好时间。

 准确记录孕早期体重：孕早期的体重是整个孕期体重控制的参考，需要准确记录。

 留取中段尿，结果更牢靠：女性的尿道口和阴道口比较接近，如不注意的话，尿液往往会被白带污染，不能真实地反映尿液的情况，所以最好留取中段尿。

 孕早期避免性生活
在孕早期，胎盘的附着尚不牢靠，宫缩非常容易导致流产，所以孕早期应禁止性生活。

 远离噪音
噪音会影响孕妈妈的中枢神经系统功能，导致烦闷、紧张、消化不良、免疫力下降，这些都会导致流产。

 不要穿细高跟鞋了
当孕妈妈在穿高跟鞋走路、站立时，腹部需要用力，怀孕初期胚胎着床还不稳定，很容易造成意外。

孕期运动宜忌

 运动有助减少便秘。适当的运动可以帮助孕妈妈减轻背疼，还可以加强肠蠕动，从而减少便秘的发生。

 运动前需热身。热身有助于减轻紧张感。慢慢地活动肌肉和关节，可防止肌肉过度伸展，避免受伤。

 避免长时间运动。长时间运动会使孕妈妈身体过于疲劳，体力不支，容易发生危险。

 避免高强度运动。高强度运动可导致原本就不够稳定的胎盘脱落，造成流产。孕期运动应以身体感觉舒适、能够承受为宜，不可勉强。

▼ 孕2月细节备忘

▶ **少用热性香料**。花椒、辣椒等热性调味品有刺激性，会造成便秘或排便困难，烹饪食物时尽量避免使用。

▶ **避免剧烈运动**。孕妈妈要避免剧烈运动，尤其是习惯性流产的女性，更应在医生指导下卧床静养，并采取相应的保胎措施。

▶ **吃水果不宜过量**。孕期每天吃200~400克水果就足够了，因为水果含糖量高，过量食用容易导致体重快速增长。

▶ **注意不要缺水**。孕妈妈要做到定时饮水，让体内的有毒物质能及时通过尿液排出，不要等口渴时再喝。

本月宜吃 & 不宜吃

孕 2 月，孕吐不断来袭，孕妈妈的好胃口早就消失不见了，随之而来的是多变的口味与不定时出现的恶心。本月推荐孕妈妈吃一些酸味的食物和碳水化合物含量高的食物，能够缓解孕吐，让孕妈妈的胃口好一点。

酸酸甜甜的新鲜水果是孕妈妈的最爱。

番茄

番茄角色多变，人称"蔬菜中的水果"，生吃口感好，能缓解孕吐，熟吃更容易获得番茄红素。

生吃番茄可缓解孕吐。

宜
番茄有助于预防妊娠纹

常喝蜂蜜水还能美肤。

宜
苹果利于胎宝宝大脑发育

苹果

苹果营养丰富，而且酸甜可口，可作为孕期和产后的常备水果。孕妈妈在孕期每天吃一个苹果就足够了。

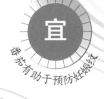

苹果是孕期常备的水果。

蜂蜜

如果孕妈妈出现孕吐，吃不下食物，这时候可以适当喝一点蜂蜜水，补充孕期需要的糖分，避免低血糖引起恶心。

宜
蜂蜜能预防孕期便秘

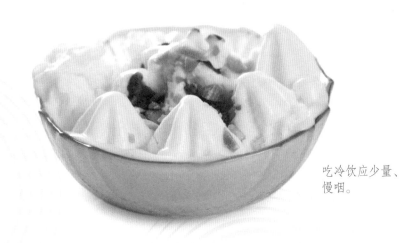

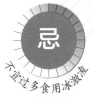

忌

不宜过多食用冰激凌

冰激凌

夏季天气炎热，孕妈妈内火旺盛，非常喜欢吃冰激凌等冷饮解暑降温，但是食用冷饮要适量。

吃冷饮应少量、慢咽。

螃蟹

秋风起，蟹黄肥，大闸蟹的鲜美定会让你蠢蠢欲动。不过孕妈妈可不要为了一时嘴馋就毫无节制。

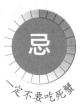

忌

一定不要吃死蟹

螃蟹体内易残存寄生虫，吃的时候一定要确保蒸熟煮透。

山楂制品同样要慎吃。

山楂

山楂对子宫有收缩作用。孕期，尤其是孕早期，孕妈妈不宜大量食用山楂及山楂制品。

孕早期，孕妈妈应慎吃性寒凉食物。

忌

食用过量山楂有可能刺激孕宫收缩

第5周 养成生活好习惯

此时的胎宝宝就像一颗小豆子，开始分出头部和尾部，中枢神经系统开始发育，气管也开始出现，心脏已经分化出了左右心房。这时，胎盘开始为他（她）提供营养。

不要穿高跟鞋

许多女性喜欢穿高跟鞋，长期穿高跟鞋容易产生腰痛、脚痛等不适症状，还可能会改变骨盆的形状，影响胎宝宝的健康发育。当穿高跟鞋走路、站立时，腹部需要用力，怀孕初期胚胎着床还不稳定，容易造成流产。

不要穿紧身衣裤

过紧的衣裤会对子宫及输卵管的四周产生极大的压力，引起血液循环不畅。脱去过紧的衣裤时，输卵管的压力会减弱，但子宫仍会保持一段时间的压力，长期如此，会导致子宫内膜异位症。

孕妈妈不宜穿过紧的内裤。由于女性的生理特点，穿过紧的内裤，容易使肛门、阴道分泌物中的病菌进入阴道或尿道，引起泌尿系统感染。

和夜生活说再见

怀孕了，就要跟以前的夜生活说再见了。熬夜除了对孕妈妈的身体健康造成不良影响外，还会对胎宝宝产生伤害。

1.影响胎宝宝发育。孕妈妈熬夜会导致自身内分泌系统紊乱，通过循环系统影响到胎宝宝。

2.影响胎宝宝增重。长期熬夜会影响孕妈妈的新陈代谢，导致孕妈妈补充的营养不能被完全吸收，从而使胎宝宝体重偏轻。

3.不利于宝宝出生后形成良好的睡眠习惯。

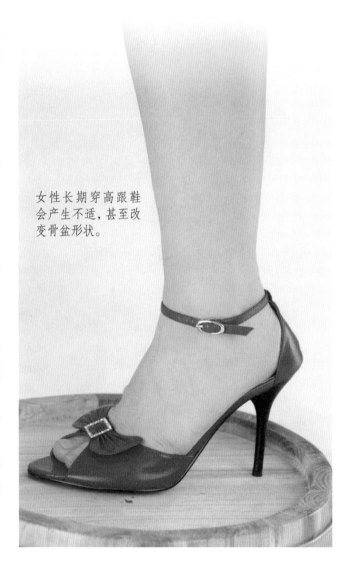

女性长期穿高跟鞋会产生不适，甚至改变骨盆形状。

好习惯减少流产危险

怀孕是一个特殊的生理时期，孕妈妈为了保证自己和胎宝宝的健康，要特别注意饮食起居等细节，这样早期流产是完全可以避免的。

不要过度劳累

整个孕期都要避免重体力劳动，尤其是避免增加腹部压力的劳动，如提重物、搬重物等。在做家务的时候量力而行，独自去超市的时候不要一次性买太多东西。

孕早期避免性生活

性生活会使局部血液循环加速，腹部受到挤压，宫颈受到刺激，这些生理变化均会诱发宫缩。但是在相对安全的孕中期，孕妈妈准爸爸可以有适当的性生活。

注意阴道清洁

出现生殖道炎症也是诱发流产的原因之一，所以孕妈妈要特别注意阴部清洁，防止病菌感染。清洗的时候用温水即可，防止破坏原有的平衡，毛巾也要暴晒消毒。

第 5 周注意事项速查

孕 5 周，孕妈妈的月经已经停止，阴道分泌物增多，乳房开始增大。

 生活要有规律

怀孕后孕妈妈要尽量早睡早起，保证自己有足够的睡眠时间和良好的睡眠质量，所以应尽早对生活习惯进行调整。睡眠时间应适当延长一两个小时，在固定的时间睡觉、起床，不要熬夜，否则易影响胎宝宝的生长发育。有条件的孕妈妈最好进行短时间午睡，一般 30 分钟即可。

二胎孕妈妈应该使大宝养成规律的睡眠时间，这样既可以让大宝睡好，也可以保证自己的睡眠。

 保持情绪稳定

在整个妊娠期间，孕妈妈的情绪可能会经历一些波动，恼人的妊娠反应、不可避免的担心、外表的变化、内心的敏感以及周围人的影响等，都会导致孕妈妈的情绪变化。孕妈妈和胎宝宝是心心相印的，孕妈妈的情绪变化会直接影响胎宝宝的健康成长，因此从现在开始就要注意保持豁达和轻松的心情，学会自我减压、自我调节情绪。

 家务重新分配

怀孕并不意味着什么都不能做了，事实上，适当地做家务对孕妈妈的心理和生理都有好处。掌握好一定的尺度，孕妈妈可以做些轻体力劳动，如做饭、收拾屋子等。但是像搬重物、动作幅度过大或者会压迫腹部的劳动，就需要准爸爸或家人代劳了。

孕期做家务应以舒缓为原则，可适当降低清洁要求，最好妥善安排，将时间分段进行。

第6周 远离辐射，防畸形

此时的胎宝宝看起来像个小蝌蚪。已经有了自主的心跳，每分钟心跳可达140~150次。四肢雏形明显了许多，头部形成，头部和身躯的大小有点相似。

与手机保持距离

手机虽然看起来很小，但在使用时也会产生电磁辐射，而且使用手机时不可能与之保持一定距离，所以更容易对孕妈妈和胎宝宝造成伤害。怀孕早期尽量使用座机。手机刚接通时辐射最大，在接通瞬间应将手机远离头部。信号不好时，辐射也会增加。

远离微波炉

对于孕早期的孕妈妈，微波炉可能是一个潜在的辐射源。正常情况下，微波炉是安全的，孕妈妈可以安心使用。但如果家用微波炉使用时间较长，或者密闭性不好，则应尽量远离微波炉。尽量不要将微波炉放在卧室里，不用时要拔掉电源。

第6周注意事项速查

孕6周，胎宝宝的快速发育仍然在继续，为了胎宝宝能健康成长，以下几个生活细节孕妈妈可不能忽视哦。

 持续补水

众所周知，水约占成年人体重的70%，是人体体液的主要成分。饮水不足会导致喉咙干燥，还影响体液的电解质平衡和养分的运送。调节体内各组织的功能，维持正常的物质代谢都离不开水。所以，在怀孕期间要养成勤喝水的习惯。

 保持室内空气流通

雾霾天或者天气不好时，也要适时通风，但要避免在早晚开窗，尽量在太阳出来后再开窗通风，每天10~16点这段时间空气质量会相对较好。每天保证通风2次，每次20分钟就可以了。如果实在担心雾霾，可以在纱窗上固定一层过滤棉，过滤掉一些雾霾。

 多晒太阳

阳光中的紫外线具有杀菌消毒的作用，更重要的是阳光对人体皮肤的直接照射，可以促进人体合成维生素D，进而促进钙质的吸收和防止胎宝宝患先天性佝偻病。因此，在怀孕期间，孕妈妈要适当进行一些室外活动，接受阳光的照射，这样既可以提高自身免疫力，又有益于胎宝宝的发育。

常用家电辐射排名

　　家里的辐射源你留意过吗？下面将常用的家用电器的辐射量列出来，星级越高，则辐射越强。这样能更直观地了解它们对身体的辐射伤害程度，孕妈妈以后要和这些家电保持"安全距离"哦！

☆☆☆☆☆	微波炉、电热毯、吸尘器、加湿器、无绳电话、电磁炉
☆☆☆☆	电吹风、手机、家庭影院、低音炮音箱、红外管电暖气、电熨斗
☆☆☆	等离子电视、台式电脑主机、无线鼠标和键盘、空气净化器
☆☆	油烟机、跑步机、复印机、洗衣机
☆	液晶显示器、笔记本电脑、冰箱、空调、消毒柜、电饭煲

电磁炉的辐射较强，孕妈妈应尽量避免使用。

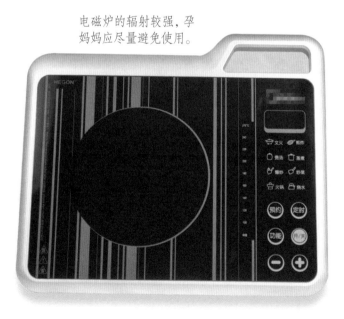

送给宝宝最好的礼物
——怀孕日记

确知怀孕后，孕妈妈不妨准备一个日记本，记下你和胎宝宝之间的点点滴滴。不必太刻意，只要随意记录下当时的心境和感受就好。

记流水账

在记日记之初，如果没有什么特别的感受，孕妈妈也可以记个流水账，把当天的事情按时间顺序记录下来。

＿＿年＿＿月＿＿日天气＿＿

7：00 起床，先向肚中的宝宝打个招呼，然后刷牙、洗脸、准备早餐。

8：00 和老公一起出门，老公"护送"我到公司，被呵护的感觉真好。

10：00 上午的工作有点忙，不过同事们还是很照顾我这个孕妇的，心里很感动。

12：00 午餐时间啦，很开心，期待着今天的工作餐能有我喜欢吃的，因为我和宝宝都饿啦。

和胎宝宝说话

孕妈妈写日记时，也可以当成在和胎宝宝说话，记录胎宝宝在妈妈肚子中的每一天。将来宝宝长大后拿给他看，这会是宝宝珍贵的财富。

＿＿年＿＿月＿＿日天气＿＿

今天妈妈去医院做检查，医生说你很健康，妈妈第一次听到了你的心跳，好快啊，一分钟一百四十多下（胎宝宝正常心跳速度120~160次/分），怦怦怦很有力，妈妈非常激动。

第7周 安胎防流产

本周是胎宝宝身体及头部发育的重要时期，大脑分化得更细，四肢出现，并在本周内长成小"短桨"。生殖腺和乳腺组织也开始出现，肾脏也已经形成，并即将投入工作。

每天吃1根香蕉预防严重畸形

香蕉是钾的良好来源，并含有丰富的叶酸和维生素 B_6，而叶酸和维生素 B_6 是保证胎宝宝神经管正常发育，避免无脑、脊柱裂等严重畸形发生的关键性物质。因此，在胎宝宝身体器官与脑部发育的关键期，孕妈妈多吃香蕉会对胎宝宝的发育十分有利。另外，钾还有降压、保护心脏与血管内壁的作用，这对于孕妈妈也是十分有利的。建议孕妈妈每天吃1根香蕉。

孕早期慎吃螃蟹

螃蟹是孕期不宜吃的食物，因为螃蟹性寒凉，活血祛瘀，可使胎气不安，引起宫缩，很有可能导致流产。螃蟹体内易留有寄生虫，会对孕妈妈和胎宝宝产生不利影响。所以孕妈妈最好克制一下自己，尤其是患有妊娠高血压疾病、妊娠糖尿病、脾胃虚寒、消化不良的孕妈妈，尽量少吃螃蟹。

第7周注意事项速查

怀孕7周，胎宝宝神经系统的轮廓已接近完成，五官也开始明显突起。这个时候仍然处于孕早期，孕妈妈在情绪、个人卫生等方面要多注意。

 控制自己的怒气

人在发怒的时候，神经系统会发生明显的功能变化，比如呼吸加快、加深，心跳加速、加强，血压升高，血液含氧量也随之增加。有研究证实：新生儿爱哭闹，与母亲妊娠期有过长时间焦虑有关；幼儿神经质与暴躁，则可追溯到母亲怀孕时经常发怒或感到恐惧。

 勤刷牙

由于妊娠反应，孕妈妈需要勤刷牙，以避免牙齿遭呕吐残留物的腐蚀。另外，刚怀孕的孕妈妈常喜欢吃酸的食物，而这些酸的食物最容易把牙齿弄坏。口腔炎症还可能使病菌进入血液，继而给胎宝宝造成危害。所以，保持口腔卫生十分重要。每次吃完东西后或呕吐后最好漱口或刷牙。

 改变生活、工作姿势

虽然孕期反应使孕妈妈很难受，但这个时候做一点家务劳动，或者继续工作有助于分散注意力，有助于减轻妊娠反应。不过，做家务劳动时要注意姿势，避免登高、弯腰、过度用力等。职场孕妈妈要记得坐有靠背的椅子，使脊背放松伸展，工作间隙多站起来活动一下，有助于防止流产的发生。

吃嫩玉米安胎

对孕妈妈来说，多吃嫩玉米好处很多，因为嫩玉米粒中丰富的维生素 E 有助于安胎，可以预防习惯性流产、胎宝宝发育不良等。另外，嫩玉米中所含的维生素 B_1 能增进孕妈妈的食欲，促进胎宝宝发育，增强神经系统的功能。嫩玉米中还含有丰富的膳食纤维，能加速致癌物质和其他毒素排出体外，孕妈妈适量食用可起到缓解便秘的作用。

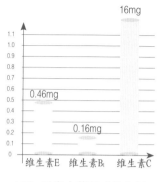

100g玉米中营养成分含量

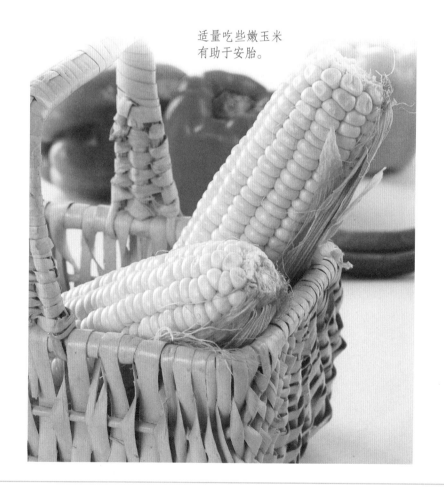

适量吃些嫩玉米有助于安胎。

中医认为，养胎要先养气血，血气充足，胎宝宝发育就好。日常生活中有很多食材具有补气补血的作用。

红枣

红枣能降低血清胆固醇，保护肝脏，促进人体造血，是补血的首选食材。孕妈妈多食红枣可起到养血安神、舒肝解郁的作用，对于缓解心神不安、预防产后抑郁都有帮助。如果孕妈妈感到精神紧张和烦乱，甚至有心悸、失眠和食欲不振等症状，可以在煲汤或熬粥时加些红枣。

猪肝

猪肝是补血补气的良好食材，含有大量的维生素 A、维生素 B_2、铁等营养素，在补血补气的同时，还能起到明目的作用。菠菜猪肝汤就是一道适合孕妈妈孕期补血的营养汤品。

乌鸡

乌鸡味甘性平，有补中止痛、益气补血、滋阴清热的功效，不仅能补气补血，还能补虚强身，对女性的气虚、血虚、肾虚等症状都有较好的食补效果。孕期适合炖汤食用。

补充维生素 E 还可以安胎养胎，建议孕妈妈每天摄入约 14 毫克维生素 E。一般情况下，孕妈妈如果每天都能用富含维生素 E 的植物油来炒菜，即可摄入足量维生素 E。

第 8 周 开始有点恶心

此时胎宝宝脑细胞的初级神经和五官都开始形成，大部分内脏器官已经初具规模，心跳也已经正常。

慎用民间小偏方

孕妈妈一定听说过一些民间治疗孕吐的小偏方，这些偏方都被传得神乎其神，但是对于这些小偏方，孕妈妈要谨慎对待。如果用于制作偏方的食材都是孕期可以食用的日常食物，尽管未必真的有效，但是吃了也不会伤害身体，孕妈妈吃了也无妨。如果偏方中含有中药材或者孕期忌食的药物或食材，孕妈妈一定不要尝试。

不宜自行用止吐药

在这个阶段，由于恶心、呕吐等反应，孕妈妈可能会出现体重减轻的情况，但因为胎宝宝在初期所需要的营养有限，所以只要减轻的体重未超过怀孕前体重的 5%，就不需要太过担心。但如果孕期呕吐过于厉害，严重影响孕妈妈的营养摄入，导致体重下降、免疫力降低，就会影响胎宝宝的生长发育，此时就要及时去医院就医，与产科医生进行沟通，由医生根据症状来决定是否需要服用止吐药物。

孕吐怎么吃

大多数孕妈妈在本月有妊娠反应，有些孕妈妈反应很强烈，孕吐情况严重，甚至吃不下饭，但是为了保证营养不缺乏，孕妈妈还是应当适量进食。

饮食健康均衡

油炸类、精制的碳水化合物类食物会增加孕妈妈的身体负担、加重疲惫感，让孕妈妈的妊娠反应更严重，孕妈妈要尽量少吃此类食物。在日常饮食中，可以通过变换烹饪方法和食物种类来促进食欲，保证均衡的营养。

少量多餐

怀孕之后，孕妈妈可以采取"三餐两点心"的饮食模式，在两餐之间吃些自己喜欢的小点心、水果等食物，补充能量。水果首选苹果，其含有的糖类和水分可以帮助消除饥饿、干渴，润泽身心。

"三餐两点心"是较适合孕妈妈的饮食模式。

第 8 周注意事项速查

　　孕 8 周，孕妈妈的妊娠反应愈加严重，为了保证营养供给和身体健康，孕妈妈来看看怎样应对孕吐吧。

 ### 多吃些蔬菜、水果

水果、蔬菜味道清新，能缓解胃肠不适，减轻孕吐。但孕妈妈不宜多吃西瓜、柑橘。西瓜中含有大量糖分，孕妈妈大量吃西瓜会增加怀孕期间出现高血糖的风险。孕妈妈吃太多柑橘，易引起燥热，引发口腔溃疡、咽喉炎。

 ### 别让身体缺水

妊娠反应加重不仅会让孕妈妈食欲不振，还会导致呕吐。如果孕妈妈的呕吐症状比较严重，很容易造成身体水分的流失。为了防止身体缺水危害胎宝宝和孕妈妈的健康，孕妈妈要适当多喝水。

 ### 要及时就医

若孕妈妈妊娠反应严重，一点水或食物都无法吃下，很可能会引起体内电解质失调，需要去医院就诊。为了保证孕妈妈的身体健康及胎宝宝的正常发育，孕妈妈最好不要通过药物缓解妊娠反应，尽量通过饮食调节来缓解呕吐，并根据医生的建议进行治疗。

适量食用新鲜的蔬菜、水果可以缓解孕吐。

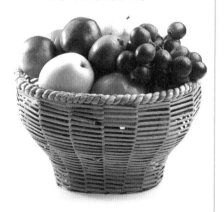

孕吐是胎宝宝在给妈妈传递信息

孕吐是胎宝宝传递给妈妈的一种信息，孕早期他用这种方式提醒妈妈要保护好自己。

激素的作用

在激素的影响下，胎盘会分泌大量人绒毛膜促性腺激素，抑制胃酸的分泌，大大降低消化酶的活性，从而导致孕妈妈食欲不振，甚至恶心呕吐。

孕吐程度因人而异

通常孕吐会从孕 5 周开始出现，这种反应可能会持续到孕 14 周左右。虽然孕吐是正常现象，但如果妊娠反应严重，则需要去医院就诊。

不用担心宝宝营养不足

孕早期胎宝宝的营养需求相对后期较少，而且会从孕妈妈的血液里直接获得。因此孕妈妈不用担心孕吐会影响胎宝宝的营养供给。

吃酸快速止吐

酸的食物有助于缓解孕吐，这是因为酸味能够刺激胃液分泌，提高消化酶的活力。所以孕妈妈可以吃些番茄、樱桃、葡萄、青苹果等含酸味的食物。

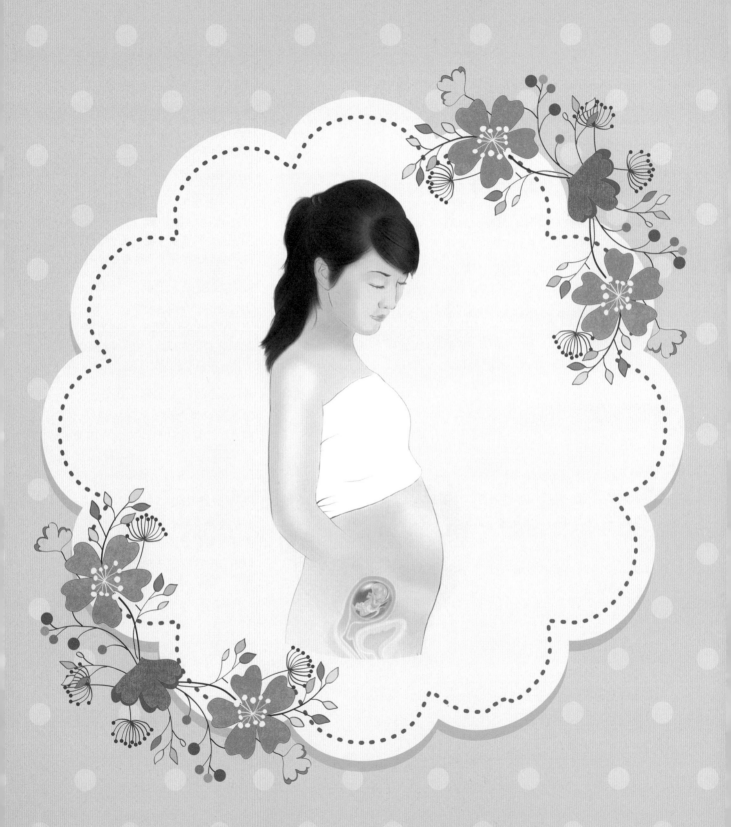

孕3月 要去医院建档了

这个月往往是妊娠反应最剧烈的时期，而此时胎宝宝仍然处于大脑发育高峰期，为了自身和胎宝宝的健康，孕妈妈要经常对自己说：加油！

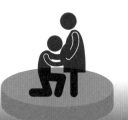

本月生活行动指南

孕妈妈体重变化

本月体重记录：＿＿＿＿＿＿
本月计划增加体重：500 克

体重控制要点

均衡营养：妊娠反应严重的孕妈妈体重也许还处于负增长状态，为了增加体重，正餐可以多吃些主食和肉类，三餐之外加两餐，每天吃 5 餐。

关注胎宝宝发育

孕 3 月的胎宝宝大概 6 厘米长，重约 23 克。从这个月起，胚胎可以正式称为"胎儿"了。胎宝宝的内脏器官发育已经基本完成，五官日渐清晰，大部分肌肉组织正在逐渐完善，手脚能够活动，手指和脚趾之间有蹼状连系，胎宝宝开始在羊水中快乐地游泳。到这个月末，胎宝宝就会长到 8 厘米左右，体重约 25 克，也会初具小人儿的模样，还能够区分性别了呢！

生活起居的宜忌

本月胎宝宝已经"人模人样"了，可以算是真正意义上的胎宝宝了，而孕妈妈的乳房也在变大、小腹隆起，越来越有"孕"味了。

关注牙齿健康
怀孕之后内分泌的变化使得牙齿格外脆弱，容易让一些病菌乘虚而入。

合理吹空调
在空调房里待久了，孕妈妈可能会出现头昏、疲倦、心情烦躁等不适症状，所以空调房要保证定期通风，孕妈妈也要多出去走走。

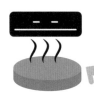

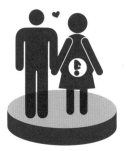

暂时告别隐形眼镜
孕期戴隐形眼镜，容易造成眼球新生血管明显损伤，严重的还可能导致眼球发炎。

及时排尿
有了尿意应该及时排尿，憋尿不仅会感到不舒服，还会增加尿路感染的概率。孕妈妈在晚上睡觉前不要大量喝水，以免因起夜导致睡眠质量下降。

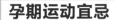

本月产检项目速查

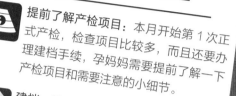**提前了解产检项目**：本月开始第 1 次正式产检，检查项目比较多，而且还要办理建档手续，孕妈妈需要提前了解一下产检项目和需要注意的小细节。

建档：第 1 次正式产检，孕妈妈要带上身份证和准生证，医生会为你建档。此后，医生将在上面记录所有与产检相关的内容。

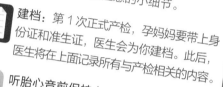**听胎心音前保持心态平和**：孕妈妈如果生气、失眠、喝浓茶或咖啡、精神亢奋等，都会引起胎宝宝心率加快，造成检查结果异常。

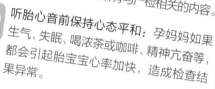**空腹抽血**：孕妈妈尽量将产检安排在上午，距前一餐 8~12 小时，最好带些面包、牛奶等食物，以便抽血后补充能量。

尽量不要吃冷饮

吃冷饮容易导致胃肠不适，引起腹泻，甚至可能引起肠胃感冒，这对孕妈妈的健康和胎宝宝的发育都十分不利。

调换文胸

无钢圈文胸或运动型文胸比较舒适。也可以选择可调整背扣的文胸，因为它可以依照胸部变化来调整文胸的大小。

孕期运动宜忌

避免跳跃和震荡性的动作。跳跃或震荡性的运动都容易使孕妈妈重心不稳，若是滑倒或碰撞到物体，容易造成宫缩，甚至发生流产。

运动不宜超过 15 分钟。运动时间过长，孕妈妈会特别累，易感染病菌。

不要爬高和踮脚尖。踮起脚尖身体会不平衡，高处的物品也可能会在拿的过程中掉下来砸到身上，造成意外。

▼ 孕 3 月细节备忘

▶ **先兆流产需就医**。出现出血症状时，孕妈妈应及时就医，而不是躺在床上静养。医生需要根据胎宝宝和孕妈妈的情况来决定是否保胎。

▶ **遵照医嘱保胎**。针对激素水平低的孕妈妈，一般医生会建议通过注射或口服的方式来补充黄体酮，并建议卧床休息，定期复查。孕妈妈还应保持情绪稳定，避免紧张，并补充足够的营养。

▶ **保证营养的充足与均衡**。孕早期每天需要比孕前多摄入约一碗米饭的热量。现在孕妈妈不必着急进补，但是要保证蛋白质的摄入和膳食均衡。

▶ **孕吐严重注意补充营养**。即便妊娠反应比较严重，孕妈妈也要吃些水果、蔬菜、豆制品或坚果，以此来保证自己和胎宝宝的营养。

本月宜吃 & 不宜吃

孕 3 月是胎宝宝大脑和骨骼发育的初期，所以孕妈妈一定不要忽视营养的补充。另外，孕妈妈要禁食腌制食品等有致畸风险的食物，在服用药物的时候要先咨询医生，谨慎为宜。

香蕉

香蕉是钾的良好来源，并含有丰富的叶酸和维生素 B_6，可保证胎宝宝神经管的正常发育，避免无脑、脊柱裂等严重畸形的发生。

保证胎宝宝神经管的正常发育。

蛋白质、叶酸、维生素、钾等是本月需要重点补充的营养素。

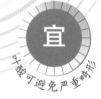

宜

叶酸可避免严重畸形

花生

孕 3 月，胎宝宝大脑的发育正处于一个关键期，花生富含蛋白质，对胎宝宝大脑发育十分有益。

宜

花生利于胎宝宝大脑发育

为胎宝宝大脑发育提供营养。

猪肝

猪肝富含铁和维生素A。为使猪肝中的铁被更好地吸收，建议孕妈妈少量多次食用。

宜

猪肝可补充铁元素

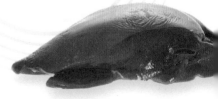

可以补充铁和维生素A。

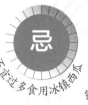

冰镇西瓜

西瓜性凉，孕妈妈食用冰镇的西瓜容易肚子疼，威胁胎宝宝的健康。胎动不安和有先兆流产的孕妈妈不要吃。

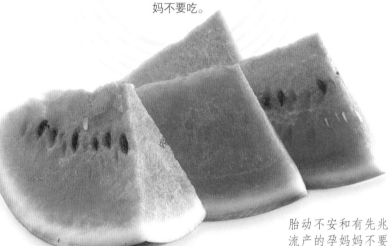

胎动不安和有先兆流产的孕妈妈不要吃冰镇西瓜。

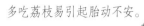

多吃荔枝易引起胎动不安。

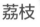

荔枝

荔枝的含糖量极高，如果孕妈妈大量食用，容易引起血糖升高，甚至诱发妊娠糖尿病。

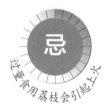

罐头食品

在罐头食品的生产过程中，往往会加入一定量的食品添加剂，这些物质会对胚胎组织造成一定损伤，容易导致畸形。

罐头食品经过高温杀菌，会破坏食品中的蛋白质和维生素，营养价值较低。

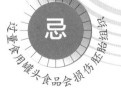

罐头食品容易导致胎宝宝畸形。

第9周 体重管理提上日程

本周胎宝宝的头颈已经伸直，不再是弯曲状态，内脏器官也都慢慢成形。心脏已分成4个腔，五官已经清晰可辨。

每周称一次体重

孕早期孕妈妈的体重不会有太大的变化，孕中期体重每周增长300~500克，28周后大约每周增长500克。孕妈妈要一直监控自己的体重，如果连续数周体重不增，表明胎宝宝生长发育缓慢，可能是孕妈妈的不良饮食习惯所造成的；如果胎宝宝体重增长过快，可能是孕妈妈患了妊娠糖尿病、妊娠高血压或羊水急性增多等疾病。所以孕妈妈应每周称1次体重，随时掌握胎宝宝的生长情况。

练习瑜伽好处多

孕妈妈练习瑜伽可以增强体力以及骨盆和肌肉的张力，增强身体的平衡感，提高整个肌肉组织的柔韧度和灵活度，同时加快血液循环，很好地控制呼吸。练习瑜伽还可以起到按摩身体内部器官的作用，有助于改善睡眠，让孕妈妈身体健康，形成积极的生活态度。此外，瑜伽还能帮助孕妈妈进行自我调控，使身心感到愉悦。

第9周注意事项速查

孕9周的时候，孕妈妈还在为孕吐而烦恼，但是体重管理却不容小视，为了胎宝宝的健康和孕妈妈产后的恢复，快来看看都有哪些关键的体重管理举措吧。

😊 孕期大吃大喝不科学

不少孕妈妈以为怀孕了之后"一个人要吃两个人的饭"，所以吃得越来越多。身为现代女性的孕妈妈要有科学的孕育观念，避免过去那种"一怀孕就使劲吃"的老思想，营养过剩对胎宝宝和孕妈妈都不利，孕期体重增长一定要控制在合理的范围内。

体重管理贯穿孕期

体重管理不是一朝一夕的事，要从孕早期就树立这种观念，并坚持下去，以免到孕晚期想要控制体重却为时已晚。

买个电子秤

孕妈妈可以买一个电子秤放在房间里，每周在固定的时间称体重，如每周一的早上起床上完厕所之后，或者每周一睡觉前。将每周的体重记录在专门的本子上，或是打印出一个体重记录表格，每次称完后做记录即可。

孕期体重都长在了哪儿

孕期，孕妈妈的理想体重是增加 10~14 千克，体重增加过快或过慢都会影响自身和胎宝宝的健康。不过体重增加也是因人而异，不能一概而论。孕妈妈不要以为所有增长的重量都是自己的体重，也不要以为你增加的重量就等同于胎宝宝的重量。孕期增加的体重来源可参照右图 (这只是一个平均值，仅供孕妈妈参考)。

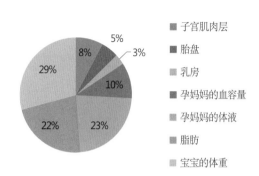

- 子宫肌肉层 5%
- 胎盘 3%
- 乳房 8%
- 孕妈妈的血容量 10%
- 孕妈妈的体液 29%
- 脂肪 22%
- 宝宝的体重 23%

孕期子宫的肌肉层迅速增长，会让孕妈妈增重	约 0.9 千克
孕妈妈的胎盘	约 0.6 千克
孕妈妈的乳房在整个孕期会增加	约 0.4 千克
孕妈妈的血容量会增加	约 1.2 千克
孕妈妈的体液会增加	约 2.6 千克
孕妈妈会储备一些脂肪以供哺乳	约 2.5 千克
出生时宝宝的体重	约 3.3 千克
整个孕期，孕妈妈增加的重量	约 11.5 千克

控制体重的关键在于"迈开腿，管住嘴"，对于孕妈妈来说，盲目节食不可取，如何吃好却不长胖可是一门大学问。

长胎不长肉的营养食品

如果孕妈妈在孕期体重增加过快，或者在孕前体重就已经偏重，可以多吃一些营养丰富而脂肪含量低的食品。

低脂酸奶

酸奶富含钙和蛋白质，即便是乳糖不耐受的孕妈妈，酸奶中的营养素也是容易吸收的，而且有助于胃肠健康，可以缓解便秘。

麦片

麦片中的热量不但可以让孕妈妈一上午都保持精力充沛，其丰富的膳食纤维还能帮助降低体内胆固醇的水平。最好选择天然的、没有任何糖类或其他添加成分的麦片。可以按照自己的口味和喜好的煮好的麦片里加一些果仁、葡萄干或蜂蜜。

绿叶蔬菜

绿叶蔬菜是叶酸和锌的很好的来源。喜欢吃沙拉的孕妈妈，可以在沙拉中多加入一些深颜色的蔬菜，如莴笋、紫甘蓝等。

瘦肉

瘦肉中富含铁。铁在人体血液中氧气的运输过程中起着不可替代的作用，孕期孕妈妈的血液总量会增加，以保证能够通过血液供给胎宝宝足够的营养。

该到医院建档了

　　建档对于孕妈妈来说是一件很重要的事情，因为建档同时关系到胎宝宝和孕妈妈的健康，也关系到宝宝的未来，所以一定不可以马虎。

建档要趁早

　　建档应在孕 12 周以前完成。一般只要第一次检查结果符合要求，医院就会允许建档。关于建档的一些具体事项，可以打电话或上网咨询你想要建档的医院。

　　如果从其他的医院转过来，虽然可以带着原来医院的化验单，但不全的项目必须要在新医院重新补做，合格后才可以建档。

　　医院为孕妈妈建个人病历，主要是为了能更全面地了解孕妈妈的身体状况及胎宝宝的发育情况，以便更好地应对孕期发生的状况，并为以后分娩做好准备。因此最好能够提前确定自己的分娩医院，并且固定在同一家医院进行产检。

怎样选择建档医院

　　1. 离家近点。毕竟最后要生的时候一般不会从工作单位去医院，因为此时孕妈妈基本都已经在家休假了，因此需要尽快从家赶到医院。离家近也方便每次产检和家人陪护。

　　2. 就医环境。专科医院比综合医院的就医人员相对单一，妇产科医院大部分为孕妇，交叉感染的概率要小一点。

　　3. 产后病房条件。是否能够有家属陪护，申请单间病房是否容易，最好有家属能够陪住的地方。

　　4. 如果孕妈妈本身有疾病，如高血压、糖尿病等，最好选择综合医院，这样如果需要多科会诊会很方便。

建档手续省不得

　　千万不要忽略建档的手续办理，因为如果不小心在医院规定的期限之内还没有办理，孕晚期出现意外的时候，医院不一定正好有病床空出来，也无法根据以往的检查状况及时对孕妈妈进行抢救。

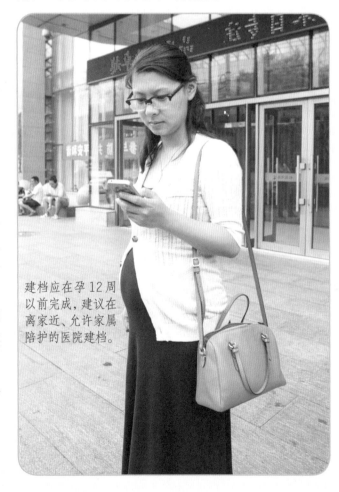

建档应在孕 12 周以前完成，建议在离家近、允许家属陪护的医院建档。

偏素食孕妈妈

大量研究表明，素食对身体很有好处，时下吃素的人也越来越多。但如果你是一位偏素食的孕妈妈，就需要调整一下自己的饮食了，因为怀孕后的身体不仅要维持自己的营养需要，还要供给胎宝宝生长发育所需要的营养。

素食虽好，不能长期吃

孕妈妈这个月的妊娠反应会比较大，不喜欢荤腥油腻的食物，喜欢吃素食，这种做法可以理解，但在孕期长期吃素会对胎宝宝造成不利影响。母体营养摄入不足，会造成胎宝宝的营养不良。例如，素食中含维生素较多，但是普遍缺乏一种叫牛磺酸的营养成分。孕妈妈需要食用一些牛磺酸含量较高的海产品和肉类，以维持正常的生理功能。如果缺乏牛磺酸，会导致胎宝宝免疫力低下，神经系统发育不完全，生长发育迟缓或早产。

纯素食孕妈妈该如何吃

如果任何动物性食物都不吃，则要选黄豆、豆腐及其他豆制品，因为这类食物所含的蛋白质是植物蛋白中相对丰富的，其中的氨基酸构成与牛奶相近，而胆固醇含量比牛奶低，并含有不饱和脂肪酸。如有可能还应补充蛋白质粉。另外，纯素食孕妈妈可以多吃紫甘蓝、甜菜等含钙量丰富的蔬菜，也可以在医生的建议下服用钙剂。

偏素食孕妈妈这样补

偏素食孕妈妈通常会缺乏下列几种营养素，只要在平时的饮食中多摄取一些含有此类营养素的食物，就可以做到营养均衡，打造出健康的孕育体质。

怀孕期间，偏素食的孕妈妈最好定期到医院检查，若出现某种微量元素缺乏时，必须在医生的指导下进行补充。

营养类型	最佳食物来源
蛋白质	肉、蛋、奶、豆类食品。其中肉类是比较理想的蛋白质来源，偏素食孕妈妈实在吃不下肉类食物的情况下，可多摄取奶、蛋及黄豆制品等
铁	黑米、黑芝麻、木耳、樱桃、红枣、紫菜等含丰富的铁元素
维生素 B_{12}	天然的维生素 B_{12} 只有在动物产品、蛋类与奶制品中才有，不过蛋类与奶制品中含量较少。所以素食孕妈妈可多吃些蛋类与奶制品，同时服用一些复合维生素片

第 10 周 呵护自己

胎宝宝身体的基本结构已经形成，大脑迅速发育，心脏也完全发育好了，神经系统开始有反应。外生殖器开始显现，但尚分辨不了性别。

慎用香薰

有些孕妈妈在怀孕前喜欢用香薰来给居室增加气氛，但这些气味很可能会加重妊娠反应。孕妈妈在此时最需要纯净自然的空气，注意保持居室的通风。那些味道浓郁的香薰用品也许会对胎宝宝产生不良影响。为保险起见，孕期最好还是不要用香薰。

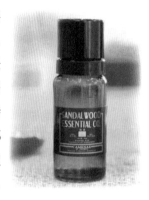

暂时告别隐形眼镜

怀孕之后，孕妈妈戴隐形眼镜，眼睛会出现异物感、干涩感，所以最好不要再戴隐形眼镜了。如果孕妈妈是高度近视，可以选择框架眼镜。如果并不是高度近视，那么在日常生活中，可以果断地把眼镜摘下来，等产后3个月再佩戴。

重视口腔检查

无论是否有既往口腔疾病史，孕妈妈特别容易在怀孕期遭遇口腔问题。如果孕前没有做口腔检查，孕早期的口腔保健只能力争亡羊补牢。

一般来说，怀孕初3个月及分娩前3个月不宜拔牙，以避免可能出现的流产与早产。在口腔保健的过程中，有时会用到一些药物，有些药物对胎宝宝的影响目前尚不清楚，因此须慎用抗生素等药物。应该在医生的指导下用药，以避免药物的致畸作用及其他不利影响。

第 10 周注意事项速查

第 10 周，孕妈妈的孕期生活逐渐步入正轨，但是因为孕期用药不方便，孕妈妈最好做好常见疾病的预防，保证身体健康。

 注意通风和保暖

换季时孕妈妈要注意保暖，根据天气的变化及时增减衣服。如果受凉，会引起鼻黏膜血管收缩，容易受到感冒病毒侵扰。同时居室要经常开窗通气，并且保持温度、空气相对湿度适宜。

 少去人员密集的公共场所

公共场所人员复杂，会增加孕妈妈患传染病的风险，而且在人员密集的地方，孕妈妈很容易在拥挤的人群中受到推搡，发生意外。所以，如果孕妈妈要去逛超市、看电影，尽量戴着口罩，最好有准爸爸陪同。

 勤洗手

孕妈妈要保持良好的卫生习惯，勤洗手，尤其是在碰触了钱和公众场合的门把手、水龙头之后。如果有家人感冒或患上其他类型的传染病，孕妈妈要避免接触患者使用过的碗碟，以免被传染。

请远离"二手危害"

孕妈妈需要了解并远离常见的"二手危害"，以保证胎宝宝的健康。

二手烟

虽然自己不吸烟，但是如果孕妈妈置身于香烟的烟雾中，同样会吸入对人体有害的物质，对胎宝宝的发育造成伤害。

1. 如果在单位，可以请吸烟的同事理解你的处境，尽量不要在公共区域抽烟。

2. 尽量不要去公共场所，因为有些环境是你没办法改变的。

3. 请家人不要在家抽烟，如果有来串门的客人，也要告知不要抽烟。

4. 实在没办法避免有人抽烟的场合，就要坐在空气流通的地方，尽量让自己呼吸到新鲜空气。

二手香水

在香水广告里，广告商给女性描绘天然香料带来的奇幻享受，却不会告诉你香水产品里的化工香料有多少。事实上，许多香水中添加的化工香料（或称合成香料）都具有一定的毒性，会影响胎宝宝的正常发育。有的天然香料有活血通经的作用，对孕妈妈会有一定的影响。

1. 可以向使用香水的同事婉转地说明，很多人并不知道香水对孕妈妈有影响，适当的提醒是有必要的。

2. 在桌子上多放几盆小盆栽，每天早上放一大杯水在桌子上，净化一下周围的空气。

3. 如果办公室空气流通比较差，孕妈妈可以选择工作一段时间之后就到外面呼吸一下新鲜空气。

护肤有门道，远离有害物

有些孕妈妈认为婴儿护肤品刺激性小，其实这是一个误区。孕期应选用不含香料、酒精、无添加剂或少添加剂的优质护肤产品。

美白霜

很多具有美白作用的化妆品中都含铅，如果过量的铅透过皮肤进入体内，会对消化道以及泌尿系统造成伤害。普通女性可以将美白霜中的铅通过代谢排出体外，但是对敏感的孕妈妈来说就有一定的风险了，所以孕期最好不要再用美白霜了。

指甲油

指甲油中有一种物质叫作酞酸酯，这种物质进入身体，不仅对健康有害，还会增加流产和致畸的可能。另外，长指甲中也会隐藏一些细菌或污垢，孕妈妈最好能够勤剪指甲。

口红

口红中的羊毛脂会吸附空气中对人体有害的重金属元素，在说话、饮食的时候通过口腔进入体内，从而给孕妈妈和胎宝宝造成危害。如果孕妈妈感觉嘴唇干燥，可以选择一些植物性的润唇膏。

染发剂

染发剂中含有某些化学物质，不仅对人体健康有害，还可能导致生殖细胞变异，孕妈妈最好不要染发。而与孕妈妈朝夕相处的准爸爸，也暂时不要使用染发剂了，以免影响到孕妈妈。

第 11 周 安全度过危险期

度过了发育的关键期，胎宝宝被药物影响、受感染或患有各种先天性畸形的概率降低了。眼睛的虹膜开始发育，心脏开始供血，脐带和胎盘开始进行血液循环。

第 11 周注意事项速查

　　孕 11 周，孕妈妈与胎宝宝之间的物质交换量越来越大，水是血液的主要成分，可以把营养带给胎宝宝，同时带走胎宝宝和孕妈妈自身的代谢物质，所以孕妈妈要注意补水。

 早晨 1 杯温开水

孕妈妈可以在早饭前 30 分钟，以小口慢喝的方式喝 200 毫升 25℃~30℃ 的温开水，这样可以温润胃肠，刺激肠胃蠕动，有利于定时排便，防止痔疮、便秘。

 不渴也要常喝水

口渴说明体内水分已经失衡，体内细胞脱水已经到了一定的程度，所以孕妈妈们最好不要等到口渴时才喝水。喝水无须定时，次数不限。一般每天可喝 1~1.5 升水，但不能超过 2 升，孕晚期以 1 升以内为宜。

 喝水不要太着急

喝水太快或者大口大口地喝水，会把很多空气一起吞咽下去，容易引起打嗝或腹胀，因此最好先把水含入口中，再慢慢咽下。

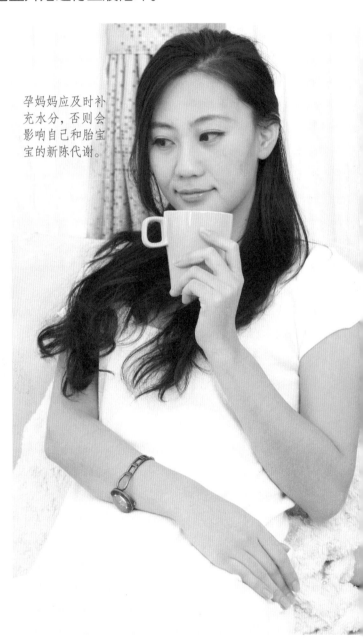

孕妈妈应及时补充水分，否则会影响自己和胎宝宝的新陈代谢。

异常妊娠早发现

得知自己怀孕之后的孕妈妈，都会关心自己的状况是否正常。宫外孕、葡萄胎等异常妊娠现象需要孕妈妈高度警惕，尽早治疗。

宫外孕

正常的妊娠，应该是精子和卵子在输卵管相遇后结合形成受精卵，然后游向子宫，在子宫着床后发育成胎宝宝。如果受精卵在子宫腔以外的其他地方"安营扎寨"，就是异位妊娠，俗称"宫外孕"。

主要症状：

1. 停经。

2. 腹痛：下腹坠痛，有排便感，有时呈现剧痛，伴有冷汗。

3. 阴道出血：常是少量出血。如果是宫外孕，通常还会伴随大出血、面色苍白、血压下降等情形，这时不要耽搁，要及时去医院救治。

葡萄胎

葡萄胎是指孕妇怀孕后，子宫内没有胎宝宝生长，只在胎盘内生长了一粒粒的水泡，其形状类似葡萄而得名，多见于 20~30 岁的孕妇。确切病因现在尚不明了，一般认为与营养缺乏（特别是叶酸缺乏）、病毒感染、遗传和免疫功能障碍等因素有关。

主要症状：

1. 阴道流血：怀孕两三个月时阴道持续或间歇性地"见红"，这是葡萄胎自然流产的症状。大多数是断断续续地少量出血，其间可能有反复多次大出血。

2. 子宫异常增大：刚怀孕几周时，肚子看起来明显比正常怀孕的孕妈妈大很多。

3. 腹痛：呕吐严重，慢慢地有阴道流血和腹痛等症状。

孕期的前 3 个月是胎宝宝器官分化的关键阶段，顺利度过这个时期是保证胎宝宝健康的第一步。但多种因素决定了这一时期妊娠的不稳定性，如个人体质差异、细菌病毒侵害等。

第 12 周 一举一动要小心

此时胎宝宝已经"人模人样"了，大脑和各种器官仍在发育，骨头在硬化，手指和脚趾已经五指（趾）分开，指甲和毛发也在生长，声带也开始形成。

上班外出安全第一

一号"地雷"：鲁莽行人

上班途中宜慢行，并"眼观六路"。路上行人较多，别人可能注意不到孕妈妈，这就需要孕妈妈提高警惕。如果对面有行色匆匆的行人走过来，要提前避让，免得他撞过来时来不及闪躲。

二号"地雷"：湿滑的地板

孕妈妈的重心发生了变化，胎宝宝的重量使孕妈妈重心前倾。孕妈妈要尽量绕开湿滑的地方。如果必须在湿滑的地板上行走，孕妈妈要稍稍向后倾，以抵消向前的重力，以免摔倒。

三号"地雷"：交通工具

自行车。在孕早期和孕中期，短时间骑车还是比较安全的。但到了孕晚期，建议孕妈妈还是不要骑车了，以防羊水早破。

公共汽车。乘坐公交车是最经济且安全的选择。公交车后部比前部颠簸得厉害，所以应该选择前面的座位，而且尽量选择空气流通比较顺畅的座位，避免空气污浊加重恶心感。另外，尽量与公司沟通，调整上下班时间，避开早高峰和晚高峰。

自驾。如果身体允许，孕妈妈自驾是完全可以的，但是有几个注意事项要提前了解：仪表台上不要放硬物、利器、香水瓶等；宜穿运动鞋；长发要梳起；避免开车过猛；注意车内环境，定期除臭杀菌。

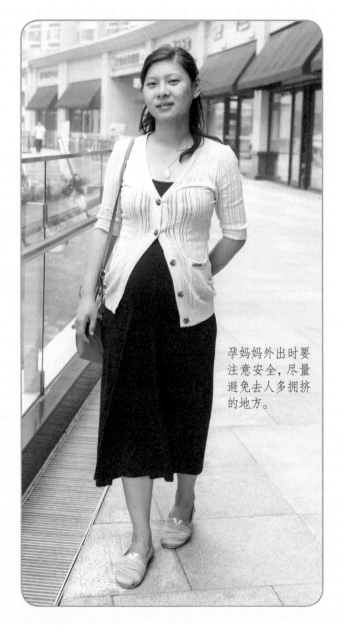

孕妈妈外出时要注意安全，尽量避免去人多拥挤的地方。

生活里的正确姿势

孕妈妈趁着肚子还没有大起来，先适应一下"大肚子"的生活习惯吧。

站立的时候

怀孕其实是矫正体形最好的时机，比如，如果你以前有点驼背，可以借此机会矫正。因为怀孕会使你身体的各个关节韧带都趋于松弛状态，所以挺直地站立可有效矫正驼背。

方法是：尽量保持头部正直，臂膀自然下垂，肩膀放松，双脚自然分开与肩同宽。注意臀部不要翘起来，让身体的重心移至臀部。你能感觉到身体的大部分重量是在自己的大腿上而不是脚跟。需要说明的是，这个姿势不适合穿高跟鞋，也不适于孕晚期。站立时间要适度，如果时间太长，容易导致脚和脚踝肿胀。

行走的时候

孕妈妈行走应稳，不宜快速疾走。行走时要挺直背，抬起头，紧收臀部，保持全身平衡，稳步行走，不要用脚尖走路。到了孕中期和孕晚期，孕妈妈腹部负担重，如果行走吃力，也可以利用扶手或栏杆行走。

坐着的时候

由于腰腹部的变化，孕妈妈将椅子的高度调整到40厘米为宜；椅面宜选稍微硬一些的，过软的椅子会让孕妈妈更累，最好选择有靠背，且有薄垫子的木椅。孕妈妈想要坐下时，要先确定椅子是否稳固，然后用手确定椅面的位置，慢慢地由椅边往里靠，直到后背倚靠在椅背上。坐时以上半身和大腿成90°的坐姿为宜，这样不易发生腰背痛。太往后仰腹部肌肉会绷紧，使胎宝宝缺氧；太往前倾，又容易压迫胃部引起胃部不适。可以在脚下垫个矮凳，让双腿成45°抬起，这有利于下半身血液循环，不易发生水肿。

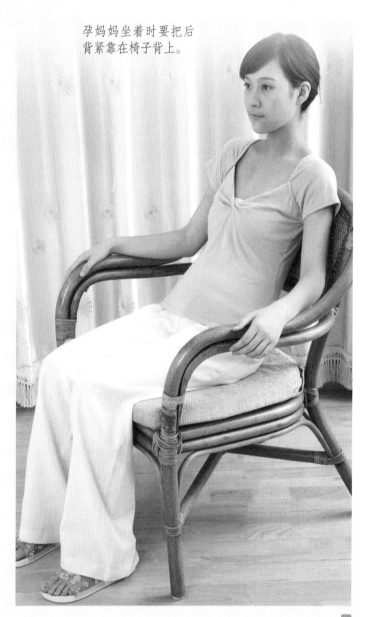

孕妈妈坐着时要把后背紧靠在椅子背上。

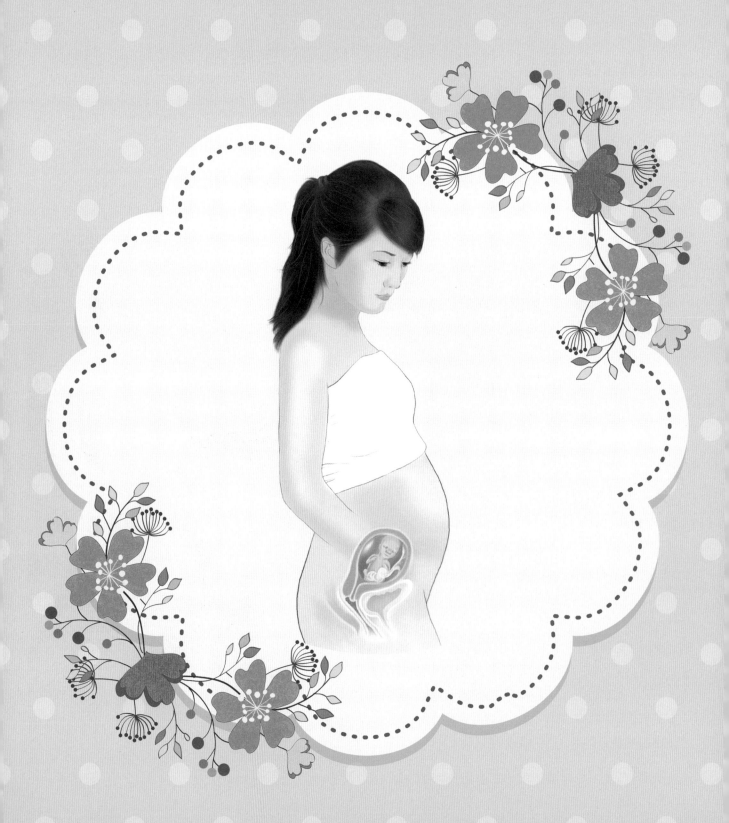

孕 4 月 关键期的特别保护

随着妊娠反应的逐渐减轻，孕妈妈的胃口也逐渐好起来了。

现在的你，是不是深刻体会到做一个妈妈的幸福了呢？

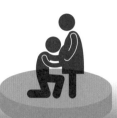

本月生活行动指南

关注胎宝宝发育

孕 4 月的胎宝宝身长 16 厘米左右，体重约 150 克，而且可以在孕妈妈的腹部听到胎心音了。肺脏功能基本完成，胸部能做有规律的收缩运动，胃肠道的功能充分发育，不但可以吸收水分，还可以将吸收不了的物质运往大肠。四肢关节已经形成，手指可以紧握，能在羊膜腔中做一些动作。胎盘发育完成，血液中的某些抗体的浓度达到一定水平。

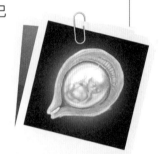

生活起居的宜忌

孕 4 月是孕中期的第 1 个月，不仅胎宝宝在快速地发育，孕妈妈的身体也发生了很大的变化，最直观的就是肚子大起来了。

预防妊娠斑
出门晒太阳时要注意做好防晒，避免长妊娠斑。

养成规律的睡眠习惯
晚上在同一时间入睡，早晨在同一时间起床。尤其是怀孕后辞职在家的孕妈妈，一定要保证有规律的作息。

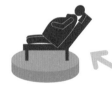

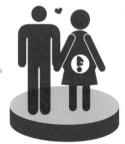

开始适量补钙
孕 4 月是胎宝宝的骨骼发育时期，孕妈妈要开始注意补钙了。

切忌营养过剩
妊娠反应消失，孕妈妈的胃口增大，可以适当多吃一些，但要注意不要营养过剩。

本月产检项目速查

确定唐氏综合征筛查资质：不是所有的医院都具备唐氏综合征检查资质，所以孕妈妈最好提前了解一下，以免耽误时间。

羊膜穿刺不可怕：不是每个孕妈妈都要做羊膜腔穿刺，唐氏综合征筛查结果为高危的孕妈妈，才需要做羊膜腔穿刺检查。孕妈妈应到医院配合超声波检查，由有经验的医生操作。

放松之后量血压：活动和紧张都会使血压失常，最好休息 15 分钟后再进行测量。

购物别贪多
如果自己出行，拎的东西最好不要超过 5 千克；购物时间要控制好，感觉累了，要随时休息。

雪天谨慎出行
冬季遇到雨雪天气，不到万不得已孕妈妈最好不要外出。在雪天外出的时候，要有家人陪同，以免滑倒造成危险。

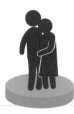

适当过性生活
孕中期，可以有性生活，但要注意不要压迫孕妈妈的肚子，时间不宜过长，动作也要轻柔，如果孕妈妈感到腹痛应立即停止。

孕期运动宜忌

工作间隙也运动。工作间隙可以在办公室做做伸展运动，活动活动手腕、脚踝等部位。还可以到无人的会议室或走廊做几分钟的孕妇体操。

制订适合自己的运动计划。虽然运动有很多好处，但不同体质的人应选择不同的运动项目，针对自己的体质进行相应的运动，才会收到较好效果。

利用跑步机慢走。天气不好时，孕妈妈可以在家利用跑步机锻炼，注意速度不要太快，应调至慢挡，在跑步机上慢走。

▼ 孕 4 月细节备忘

▶ **饿了吃低热量的零食。**孕妈妈可以在感觉到饥饿的时候吃一些低热量的小零食，如蔬果干、坚果、酸奶，不要吃膨化、油炸类食品。

▶ **不碰易过敏食物。**整个孕期都不要尝试易导致过敏的食物，孕妈妈自己孕前没吃过的海产品、肉类、水果等也不要在孕期轻易尝试。

▶ **豆浆一定要煮开。**豆浆必须要煮开，煮的时候还要敞开锅盖，煮沸后继续加热 3~5 分钟，使泡沫完全消失，让豆浆里有害的成分被完全破坏。

本月宜吃 & 不宜吃

有些孕妈妈的妊娠反应已明显减轻或消失，可以全面摄入各种营养了，但此时切忌暴饮暴食。现在是胎宝宝长牙根的时期，对钙的需求量增加，豆腐和奶制品等都是很好的钙质来源。

野菜富含胡萝卜素、维生素 C、叶酸。

让孕妈妈选择自己爱吃的菜，按自己的口味进行烹饪。

野菜

与大规模栽培的蔬菜相比，野菜有着不同的口味，同时某些营养素含量可能会高于栽培蔬菜。

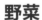
宜 野菜可以改善食欲

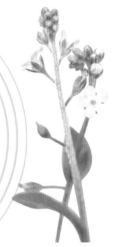

宜 白萝卜可以缓解便秘

白萝卜

白萝卜含有丰富的维生素和膳食纤维，可以帮助孕妈妈利尿通便，缓解水肿和便秘。

适量喝牛奶可以补钙。

牛奶

孕妈妈通过脐带向胎宝宝运输钙，从而促进胎宝宝骨骼发育。孕妈妈每天喝500 毫升的牛奶，能保证钙等矿物质的摄入。

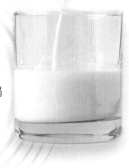

宜 牛奶促进骨骼发育

有助于缓解水肿和便秘。

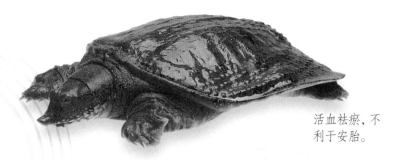

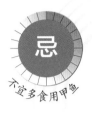

忌

不宜多食用甲鱼

甲鱼

中医理论认为，甲鱼属于性质寒凉的食物，有活血祛瘀的功效，有导致流产的可能性。

活血祛瘀，不利于安胎。

油炸食品

油炸食物香气诱人，令人食欲大增。但孕妈妈面对这些食物时，要控制自己，最好不吃或少吃。

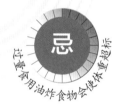

忌

过量食用油炸食物会使体重超标

油炸食品会导致热量过剩。

方便食品

方便食品虽然味道好，但长期食用会造成孕妈妈营养不均衡，严重者会影响胎宝宝生长发育。

不利于孕妈妈和胎宝宝的健康。

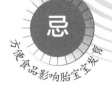

忌

方便食品影响胎宝宝发育

方便食品中的添加剂会危害孕妈妈和胎宝宝的健康。

第 13 周 孕期洗澡有讲究

现在的胎宝宝已经完全是个"小小人儿"了，只是还有一些细节有待发育。虽然他的耳朵还没有发育完全，但是他已经能够用皮肤"聆听"声音了。

不宜坐浴

孕期孕妈妈体内发生了许多特殊的生理变化，如汗腺和皮脂腺分泌旺盛，表现为容易出汗和油性分泌物增多，需要经常洗澡，保持自身清洁卫生。这可以预防感染，减少皮肤疾病，有利于孕妈妈身心健康。但是，怀孕后就不宜泡澡了，怀孕后内分泌发生了多方面的变化，使阴道里具有杀灭细菌作用的酸性分泌物减少，防御能力降低。如果坐浴，水里的细菌、病毒就可能进入阴道、子宫，引起炎症，所以最好采取淋浴。

洗澡时间不宜过长

孕妈妈洗澡时间不要太长。时间过长会引起孕妈妈脑部缺血，发生晕厥。孕妈妈太饿时或吃完饭1小时以内也不宜洗澡。洗澡的时候应有家人在，浴室门最好不要反锁。

孕妈妈洗澡时间过长不仅会加重上述症状，还会给胎宝宝发育造成影响。孕妈妈身体供血不足，将直接影响子宫内供氧状态，有可能会影响胎宝宝神经系统发育。所以孕妈妈洗澡时间最好控制在 15~20 分钟。

第 13 周注意事项速查

孕 13 周，孕妈妈的子宫还在持续增大。

 防滑很重要

在浴室和厨房门口放上吸水防滑的垫子，可以保持家里地面的干燥，防止孕妈妈在地上有水的时候不慎滑倒。准爸爸拖地的时候，孕妈妈可以坐在一边休息，等待地面干燥后再下地行走。

 不要进行房屋装修

装修材料中有很多化学物质对人体有害，对于孕妈妈和正在生长的胎宝宝来说，这个影响是巨大的。另外，装修房子是一件劳神劳力的事情，孕妈妈可能无法坚持下来，所以还是等宝宝出生后长大些再计划吧。

 用盐水漱口

孕期能够对牙齿进行的治疗十分有限，所以孕妈妈应当在孕前进行口腔检查，并在孕期注意口腔卫生。上班时不方便刷牙，可以在办公室里用小型密封盒放一点食盐，进餐后用盐水漱口，以保持口腔清洁。

水温不宜过高

　　洗澡水的温度也有很大讲究,有些孕妈妈喜欢洗热水澡,觉得有些烫的水温才合适。其实,孕妈妈的洗澡水温度不宜过高,38℃~42℃最合适。浴室都是密闭环境,水温过高产生蒸汽过多,不利于孕妈妈呼吸新鲜空气;同时,过热的水会刺激孕妈妈皮肤,使血液更多流向皮肤,不利于子宫内氧气的输送。如果水温过高,会使孕妈妈体温暂时升高,羊水的温度也随之升高,这对胎宝宝的发育很不利。

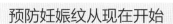

预防妊娠纹从现在开始

孕中期皮肤的代谢跟不上子宫增长的速度,皮肤的纤维超过弹性限度的伸长会发生断裂,导致妊娠纹出现。

控制体重增长过快

怀孕之后,通过合理控制体重,防止体重增长过快,可以减缓妊娠纹的产生。孕妈妈可以每天或每周测量体重,并通过图表记录下来,及时制订合适的饮食和运动计划。

增加皮肤弹性

是否会产生妊娠纹与孕妈妈的皮肤弹性息息相关,通过使用妊娠纹防护产品或食用富含胶原蛋白的食物,可以增加皮肤弹性,减少妊娠纹的产生。

适当按摩

妊娠纹多出现在容易堆积脂肪的身体部位,洗完澡之后坚持用橄榄油按摩这些部位,可以保持这些部位皮肤的血流顺畅,增加皮肤弹性,减少妊娠纹的产生。

吃富含膳食纤维和胶原蛋白的食物

足够的膳食纤维和维生素 C 能够增加细胞膜的通透性,适量补充胶原蛋白也能增加皮肤弹性,所以在饮食上,孕妈妈可以注重这几种营养物质的补充,适当多吃些浆果、大豆、鱼和猪蹄等食物。

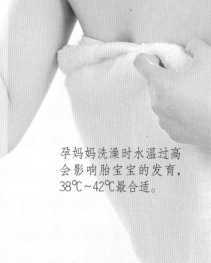

孕妈妈洗澡时水温过高会影响胎宝宝的发育,38℃~42℃最合适。

第14周 胃口好起来了

胎宝宝现在已经能动手动脚，弯曲、伸展手和脚的各个关节了。头发开始生长，神经系统也开始发挥作用。耳朵从颈部逐渐向头部位移，男女生殖器官有了明显的区别，消化腺和声带完全形成，胃内消化腺和口腔内唾液腺开始形成。

胃口好了也别敞开了吃

此时孕妈妈的胃口虽然好转，但要避免摄入大量高热量的油炸食品，否则不仅影响正餐的摄入量，其中的添加剂还会危害到胎宝宝。另外，再好吃、再有营养的食物也不要一次吃得过多，更不要一连几天都大量食用同一种食品，因为营养过于单一也不利于胎宝宝发育。

有点"烧心"很正常

孕14~28周，子宫迅速增大，对胃产生挤压，酸性物质返回食道，引起咽喉部及食道胸段的烧灼感，就是孕妈妈常说的"烧心"（胃灼热）。当孕妈妈出现"烧心"时，保持站立或从床上坐起来，也可以喝一杯热花草茶来缓解症状。平时吃饭要细嚼慢咽、少量多餐，进餐时避免大量喝水，少吃辛辣、高油脂的食物，餐前可以喝少量的酸奶。

第14周注意事项速查

孕14周，孕妈妈体内的雌性激素还在发挥作用，所以阴道仍在持续分泌阴道分泌物。

 "一日五餐"更适合

"一日五餐"的饮食模式是更适合孕妈妈的。在孕期，孕妈妈既要保证营养的充足摄入，又要避免营养过剩，这很不容易，所以，孕妈妈要选对进餐模式。早、中、晚三餐是必需的，在上午及下午适当吃一顿加餐，是既能补充足够的营养、又不长胖的秘诀。

 尽量不吃火锅

火锅原料多是羊肉、牛肉、海鲜等生食，这些都可能含有寄生虫。人的肉眼看不见这些寄生虫，而人们在吃火锅时，习惯烫一下就吃，不能杀死寄生虫，进食后可能会造成感染，对孕妈妈来说有流产的危险，所以孕妈妈最好少吃或不吃火锅。

 不宜过量食用豆制品

本月孕妈妈不宜过量食用豆制品。大豆和豆制品中含有大豆异黄酮，这是一种植物的"类雌激素"，过量摄入会影响孕妈妈自身雌性激素的合成。而本月是胎宝宝性腺形成和发育的关键期，此时母体摄入过多的激素可能会影响胎宝宝性腺发育。

妈妈爱吃鱼，宝宝更聪明

鱼肉含有丰富的优质蛋白质，不但易于消化，而且维生素和矿物质的含量也很丰富。鱼肉还含有两种不饱和脂肪酸，即二十二碳六烯酸（DHA）和二十碳五烯酸（EPA），这两种不饱和脂肪酸对大脑发育非常重要。孕妈妈多吃鱼，有益于胎宝宝机体和大脑的健康成长。专家建议，为了使胎宝宝的大脑得到良好的发育，孕妈妈在一周之内至少应吃一两次鱼或贝类。

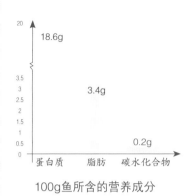

100g鱼所含的营养成分

零食随身带

此时孕妈妈胃口大开，易产生饥饿感，可准备一些零食，既能及时补充能量，又有益于胎宝宝的发育。孕妈妈可根据自身情况，选择一些坚果和新鲜水果，如核桃、红枣、黄瓜、番茄、苹果等，以及全麦面包、麦片制成的小饼干、麻花卷等。与此同时还要注意，过量食用水果，可能会增加糖分摄入，甚至引发妊娠糖尿病。同时孕妈妈不应摄入大量油炸、高热量零食，如薯片、薯条等膨化食品。

孕妈妈补充各种营养素宜忌

孕妈妈适当补充某些营养素有利于胎宝宝的生长发育，但是切记不可想当然地滥补。

宜

· 适当补充锌。锌的功能很多，它不但参与身体代谢，对提高孕妈妈的免疫功能也有极其重要的作用。

· 补充优质蛋白质和维生素。优质蛋白质是胎宝宝大脑发育最理想的"原料"，也是胎宝宝生长发育的物质基础，牛奶、鱼类、豆类是其优质来源。维生素是人体代谢所必需的有机物，人体一旦缺乏维生素就会出现各种问题。

忌

· 补锌过量。锌过量会干扰铜的利用，并造成铁的代谢不完全，还会造成肝脏中铁和铜的流失。

· 长期大量摄入鱼肝油和钙，会引起孕妈妈食欲减退、皮肤瘙痒、毛发脱落、过敏、眼球突出及血中凝血酶原不足、维生素C代谢障碍等症状。

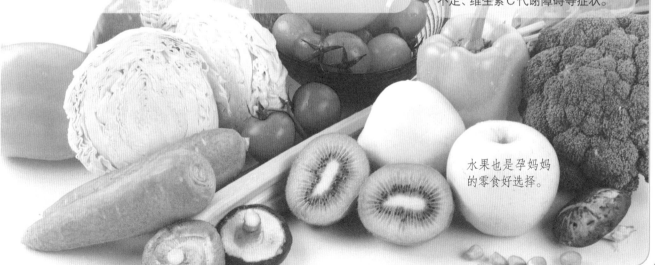

水果也是孕妈妈的零食好选择。

第 15 周 开始显山露水了

胎毛已经布满了胎宝宝的全身，并辅助他调节体温。眉毛也和头发一样在零星地生长，听觉器官还在发育之中。

从本月开始记录宫高和腹围

宫高、腹围是了解不同阶段胎宝宝宫内发育情况的最直接的办法，也是分辨孕妈妈体重增长是"长到胎宝宝身上了，还是长到了自己身上"的途径。如果每个月宫高、腹围稳定增长，且体重也符合胎宝宝月份逐渐增长，那么表明胎宝宝在健康成长，孕妈妈摄入的营养和消耗是均衡的，有利于管理体重。

测量宫高的方法：孕妈妈排尿后，平躺或者站立，用软尺测量耻骨联合上缘中点至子宫最高处的距离。

腹围的测量方法：孕妈妈排尿后，平躺或者站立，用软尺沿着肚脐围绕腹部一周即腹围。

需要注意的是，如果孕妈妈在家自测宫高和腹围是平躺着，那么以后测量都平躺着，如果是站立的，以后测量都站着测，这样得到的数据有对比性。

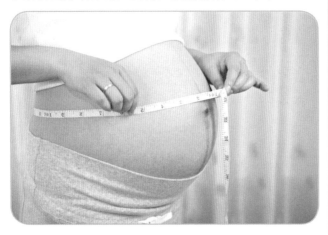

第 15 周注意事项速查

孕 15 周的时候，孕妈妈偶尔会感到头晕，要注意动作缓慢，并适时休息。

去做唐氏筛查

唐氏筛查，是孕期胎儿唐氏综合征产前筛选检查的简称。在孕 15 周就可以进行。唐氏筛查无副作用，只要抽取孕妈妈 2 毫升的静脉血即可检查。唐氏综合征是较常见的一种染色体疾病，目前尚无有效的治疗方法，最好的办法是在生产前中止妊娠。每一位孕妈妈都有必要进行唐氏筛查，从而防患于未然。

养成良好的排便习惯

每日定时排便，最好安排在早餐后。即使已经出现排便困难的情况，也要坚持每天安排固定时间"努力"一下，这样时间一长就可以形成"排便反射"。

感冒分情况护理

普通感冒不伴有发热时，无须特殊治疗，孕妈妈只需多休息，多饮开水，注意保暖。高热的孕妈妈应去医院诊治。患病毒性感冒时，应在医生指导下合理用药，否则将影响孕妈妈和胎宝宝的健康。

警惕生理性贫血

孕 3 月后胎宝宝快速生长，孕妈妈的血容量迅速增加，此时极容易出现贫血症状，尤其是那些孕前有些营养不良或有轻微贫血症状的孕妈妈。因为大多数身体健康的孕妈妈也会出现贫血症状，医学上将其称为"生理性贫血"。生理性贫血不是疾病导致的，但孕妈妈贫血会对胎宝宝大脑发育产生不良影响。

所以孕妈妈要警惕生理性贫血，在孕早期就应该注意营养均衡，适当补充富含铁的食物，如瘦肉、蛋黄、木耳等。

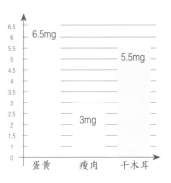

100g不同食物中铁的含量

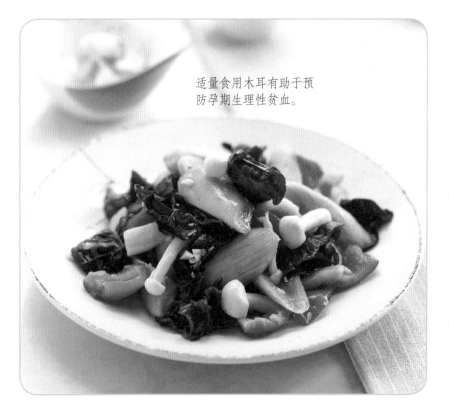

适量食用木耳有助于预防孕期生理性贫血。

孕期头发养护

有的孕妈妈觉得孕期洗头发很麻烦，干脆直接剪成短发。长发的孕妈妈也不必纠结，只要掌握正确的洗发和护发方法，就能在孕期拥有飘逸的头发。

选择温和的洗发水

孕妈妈的皮肤十分敏感，为了不刺激头皮影响到胎宝宝，孕妈妈要选择适合自己发质且比较温和的洗发水。一般来说，如果发质没有因为体内雌性激素水平的改变而发生太大的改变，怀孕前用什么品牌的洗发水，怀孕后最好继续使用。

千万不要染发

染发剂和冷烫水可引起细胞染色体的畸变，影响胎宝宝的正常生长发育，少数孕妈妈还会对其产生过敏反应。

湿发的处理

使用干发帽、干发巾就可以很好地解决这个问题。戴上吸水性强、透气性好的干发帽、干发巾，很快就可以弄干头发。不过要注意选用抑菌又卫生、质地柔软的干发帽、干发巾。

洗头发的正确姿势

短发的孕妈妈，头发比较好洗，可坐在高度适宜、可让膝盖弯成90°的椅子上，头往前倾，慢慢地清洗。长发的孕妈妈最好坐在椅子上，请家人帮忙清洗。

孕妈妈在洗头的时候要小心不要压迫腹部，适当抬高水盆可以防止孕妈妈过分弯腰。

第 16 周 正确运动，安胎养胎

此时胎宝宝的胳膊和腿已经长成，关节能灵活活动，骨头也硬化，呈现出暗红色。神经系统已经能指挥胎宝宝协调运动了，但对于这些激烈的活动，孕妈妈可能现在还感觉不到，因为羊水缓冲了他这些动作的力量。

避免跳跃和震荡性的动作

孕期一定要"稳"，运动前要预想到运动中可能发生的危险，这样可以做到尽早预防。跳跃或震荡性的运动都容易使孕妈妈滑倒或碰撞到物体，造成宫缩或破水，甚至发生流产或早产。所以孕妈妈一定要避免单腿跳、高空接球、跳绳等危险活动，即使在活动自如的孕早期，孕妈妈也一定要适当收敛，时刻顾及自己腹中宝宝的安危。

不要爬高和踮脚尖

对于高处的东西，因我们的身高限制，手够不到，就要踮起脚尖，这样身体就会不平衡，再加上高处的物品可能会在拿的过程中掉下来砸到身上，因此这样的动作对于孕妈妈来说是非常危险的。一旦摔倒，可能会使自己和胎宝宝出现意外，被重物砸到也同样会有这样的危险，所以平时如果要拿高处的东西，不是立即需要用的可等晚上准爸爸回来后让他帮忙，如果是立即要用的，也可以选择站在稳固一些的椅子上，拿的过程中尽量小心一些。

每次运动不宜超过 15 分钟

孕妈妈运动的目的是增强关节的柔韧性，增加肺活量，促进血液循环，并不是靠运动来锻炼肌肉。所以孕妈妈每次运动时间不宜过长，不要把自己搞得大汗淋漓，这样反而容易感冒，如果运动时间过长，孕妈妈也会特别累，导致免疫力降低从而易感染病菌。所以为了自己和胎宝宝的健康，孕妈妈每次运动 10 分钟左右就可以了，最长不宜超过 15 分钟，否则会感到劳累，不利于正常的工作和生活。

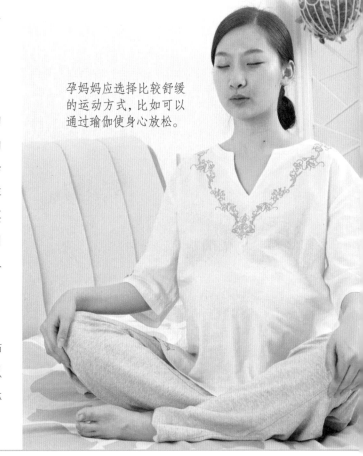

孕妈妈应选择比较舒缓的运动方式，比如可以通过瑜伽使身心放松。

第 16 周注意事项速查

第 16 周，胎宝宝已经能伸胳膊自娱自乐了，不过由于羊水的包裹，孕妈妈暂时还感觉不到胎动。

睡觉保持左侧卧位

孕中晚期最好采用左侧卧位的睡姿，因为在怀孕中晚期，子宫迅速增大，采取左侧卧位睡眠，可减少增大的子宫对孕妈妈腹主动脉及下腔静脉和输尿管的压迫，改善血液循环，增加对胎宝宝的供血量，有利于胎宝宝的生长发育。

不随意摆放花草

有些花草可能会让孕妈妈产生不适，所以孕妈妈的居室不宜出现以下花草：茉莉、丁香、水仙等具有浓郁香味的花卉，容易引起孕妈妈食欲下降，甚至出现恶心、呕吐、头痛等症状；万年青、五彩球、洋绣球、迎春花等可能导致孕妈妈皮肤过敏；夜来香、丁香吸进氧气，呼出二氧化碳，会与孕妈妈抢夺氧气。

选择合适的胸罩

怀孕时，乳房是从下半部往外扩张的，因此应该选择专为孕妇设计的胸罩，这类胸罩多采用全棉材料，肤触柔软，罩杯、肩带等都经过特殊设计，不会压迫乳腺、乳头，造成发炎现象。从怀孕到生产，乳房约增长到比原来大两个罩杯，孕妈妈应根据自身乳房的变化随时更换不同尺寸的胸罩，不能为了省事而将一个尺码用到底。

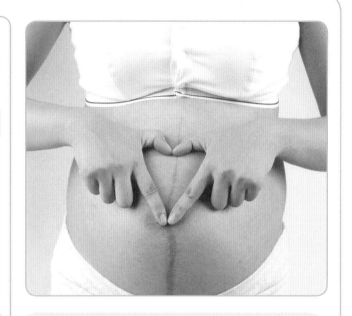

运动要悠着来

孕中期胎宝宝的状态比较稳定，孕妈妈可以适度地根据自己的情况进行体育锻炼，但做这些运动前一定要征得医生的许可。

控制运动强度

轻度运动，参考项目有散步、游泳、孕妇操、健身球、慢舞等。运动时间每次不超过 30 分钟，适合自己的运动才是最好的。

选择合适的地点

绿植丰茂、场地开阔的地方可以提供新鲜的空气。从孕妈妈擅长的运动开始，一周可进行两三次。运动结束时要逐渐放缓，不可骤停。

讲究运动衣服样式

衣服要宽松，纯棉或者是速干面料都可以；鞋子选合脚的平底款式，一定要防滑，有时可能有必要买大一号的。

游泳能增强心肺功能，还能减轻关节的负荷，不易扭伤肌肉和关节，是一项非常适合孕妈妈的运动。

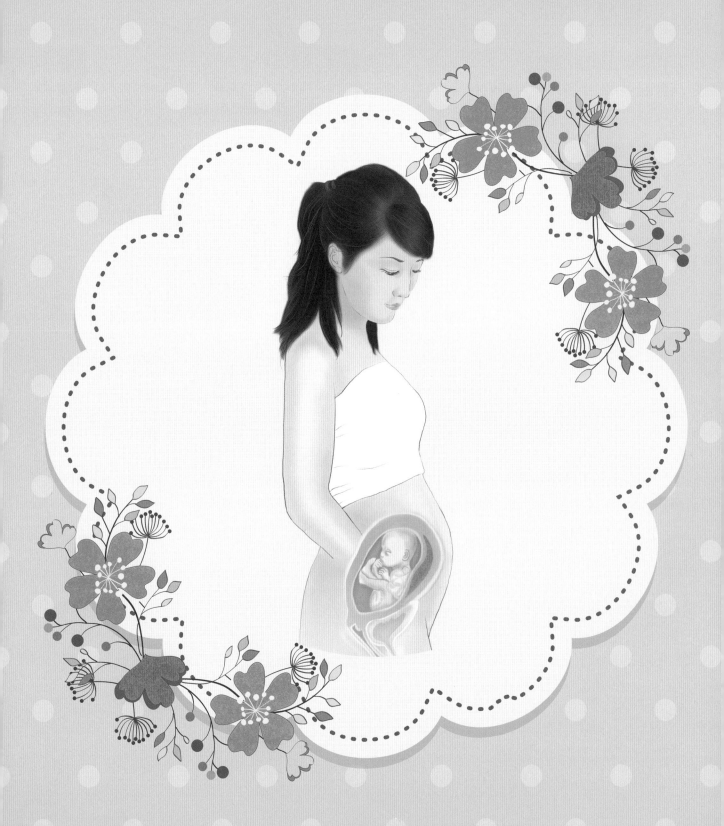

孕5月 孕肚越来越明显了

现在的你，有了孕妈妈的风姿，同时开始收获胎宝宝带给你的感动，肚子里胎宝宝的小动作，一下就让你感觉到什么叫作"幸福满满"。

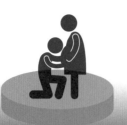

本月生活行动指南

孕妈妈体重变化

本月体重记录：_____
本月计划增加体重：1 500 克

体重控制要点

控制每餐的营养比例：要注意调整碳水化合物、蛋白质、脂肪的摄入比例，适当增加蛋白质的摄入，减少碳水化合物和脂肪的摄入。

关注胎宝宝发育

孕 5 月的胎宝宝身长在 25 厘米左右，体重约 300 克，体型逐渐匀称，全身皮肤呈现出一种半透明的红色，从头部、面部开始，全身渐渐被一层汗毛覆盖，头上开始长出少量头发，身体覆有一层白色的胎脂。胎宝宝的牙齿、骨骼、大脑、听觉、视觉、味觉进一步发育，可以较真切地听见外界的声响，对光线有所反应，也可以尝到一些味道了。耐不住寂寞的小家伙会有频繁的动作，他会用尽全身的力气在孕妈妈大大的肚子里玩耍，试图引起孕妈妈的注意。

生活起居的宜忌

孕 5 月，孕妈妈的身体和胎宝宝已彼此适应，从外貌和体形看，孕妈妈已具备了孕妇的体形。胎宝宝越来越大，他也在努力为出生做着准备呢。

胎动因人而异
有的胎宝宝此时还没有任何动静，孕妈妈也不要着急，这都是正常的，下个月可能就感觉到胎宝宝的"大动作"了。

更换大尺寸的内衣
孕妈妈的乳房、腹部都有所增大，此时，孕妈妈应注意更换大一码的内衣，避免压迫乳房及腹部。

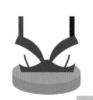

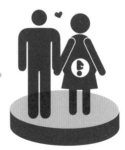

脱掉紧身衣物
紧身的衣服会增加孕妈妈的不适感，孕妈妈可以找一些以前穿着肥大的衣服来穿，也可以购置几件孕妇装。

避免摄入铅
孕妈妈摄入过量铅会导致胎宝宝发育不良、体重过轻，或是出现流产等情况，因此孕妈妈要注意避免吃含铅的食物，如松花蛋。

本月产检项目速查

大排畸彩超不需要空腹：检查前孕妈妈排空尿液即可。因为此次检查可以看到胎宝宝的表情，所以准爸爸最好一同前往，好好看一看胎宝宝。

测量宫高和腹围无痛感：测量腹围时取立位，测量宫高一般是仰躺，这两项检查都没有疼痛感，孕妈妈不必紧张，保持平稳的呼吸，以免影响检测。

唤醒胎宝宝测胎动：测胎动的时候可能胎宝宝会不"配合"，这大概是胎宝宝睡着了，孕妈妈可以轻拍腹部、吃点甜食或出去走动走动唤醒胎宝宝。

检测胎动
坚持每天数胎动，通过胎动情况，孕妈妈可以及时发现胎宝宝的异常。

8 小时睡眠
从本月开始，孕妈妈的睡眠时间要充足，每天保证 8 个小时睡眠，也可以在中午睡 1 个小时。

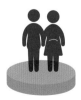
可以外出旅行
现在这个阶段是最轻松、最有精力的时期。没有妊娠反应的困扰，身体也还不算笨重，是孕期旅游的最佳时段。

孕期运动宜忌

运动时查看心率。在运动的时候孕妈妈需要注意判断自己的心率是否正常，最方便简单的判断办法就是看在运动的同时能不能流畅地说话。

侧腔运动促顺产。吸气时尽量让肋骨感觉向两侧扩张，呼气时则要让肚脐向背部靠拢。

谨防运动过量。如果孕妈妈运动过量，胎宝宝的心跳、血液循环会受到影响，而且随着孕妈妈体温的升高，胎宝宝体温也会升高。

▼ 孕 5 月细节备忘

▶ **吃利水消肿的食物**。因为孕妈妈的腹部渐渐变大，压迫到下肢，容易造成水肿，所以平时孕妈妈可以多吃一些利水消肿的食物。

▶ **吃补血食物**。胎宝宝和孕妈妈都需要铁元素来造血，预防贫血。因此，孕妈妈要注意多吃富含铁及维生素 C 的食物。

▶ **警惕维生素 A 补充过量**。一般来说，孕妈妈饮食均衡就可以保证维生素 A 的摄入足量，不需要额外补充。

▶ **吃些野菜**。大多数野菜富含植物蛋白、维生素、膳食纤维及多种矿物质，营养价值较高。孕妈妈适当吃些野菜，可以预防便秘，还可以预防妊娠糖尿病。

本月宜吃 & 不宜吃

很多孕妈妈在这个月每周的体重增长都会超过 350 克，但如果体重增加过快，就要适当控制了。孕妈妈在控制饮食时，一定要循序渐进，不要为了控制体重而不吃饭，这不是正确的方法。

葵花子

葵花子富含维生素 E，而维生素 E 能够促进脑垂体前叶促性腺分泌细胞的功能，增强卵巢机能。

增强卵巢机能，增强黄体酮的作用。

宜
葵花子有助于安胎

节制饮食容易引起营养不良，对胎宝宝智力有影响。

宜
茭白能预防妊娠高血压疾病

茭白

茭白富含蛋白质、碳水化合物、膳食纤维及钙、铁、磷、锌等营养成分，可解毒、消渴、活血、通乳等。

可以防治孕期水肿。

抑制糖转化为脂肪。

黄瓜

黄瓜含有丰富的胡萝卜素、维生素、钾、钙、磷和铁等无机盐，可满足孕妈妈孕期的多种营养需要。

宜
黄瓜热量低，不会使体重飙升

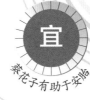

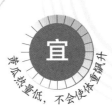

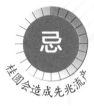

桂圆

桂圆性热，孕妈妈食用后，不但不能保养身体，反而会出现腹痛、阴道出血等先兆流产的症状。

为了避免流产，孕妈妈应慎食桂圆。

辣椒会造成胎动不安，孕妈妈不宜多吃。

含铅食品会影响胎宝宝智力发育或造成畸形。

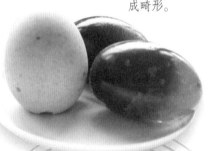

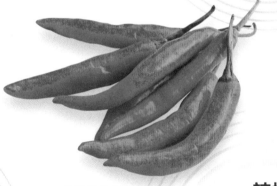

使胃肠腺体分泌减少，加重便秘。

松花蛋

松花蛋中含铅，如果孕妈妈的血铅水平高，会直接影响胎宝宝的正常发育，导致畸形。

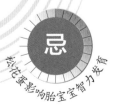

辣椒

孕妈妈的体温在孕期会相应增高，肠道也较干燥。辣椒具有刺激性，很容易消耗肠道水分，使胃肠腺体分泌活动减弱。

第17周 甜蜜的"性"福生活

胎宝宝的骨骼开始变硬，循环系统和尿道完全进入正常的工作状态。皮肤依然很薄，开始长脂肪，这些脂肪将会帮助他保持体温，促进新陈代谢。

孕期性生活的好处

有些孕妈妈惧怕性生活，害怕阴茎触及胎宝宝的头部，进而影响胎宝宝智力，但是事实却与此相反。孕妈妈身体愉悦时分泌的激素会促进胎宝宝脑神经的发育，妊娠中的性生活不仅有利于夫妻和谐，而且有利于胎宝宝的发育。

要使用安全套

孕期性生活最好使用安全套或体外排精，这是因为男性精液中的前列腺素被阴道黏膜吸收后可促使怀孕后的子宫发生强烈的收缩，易导致流产、早产。另外，怀孕期间，孕妈妈阴道分泌物增加，阴道内环境改变，很容易滋生真菌，使用安全套可以减少体液的接触，避免阴道感染、子宫颈发炎以及早期破水等情况。

孕期性生活讲究多

孕妈妈及准爸爸在房事前要排尽尿液、清洁外阴和男性外生殖器，选择不压迫孕妈妈腹部的姿势。一般主张动作轻柔不粗暴，插入不宜过深，频率不宜太快，每次房事时间以不超过10分钟为宜。孕妈妈在房事后应立即排尿并洗净外阴，以防引起泌尿系统感染和宫腔内感染。

准爸爸也要时刻关注孕妈妈的反应，双方亲密配合，才会让孕期性生活更快乐。

第17周注意事项速查

孕17周，孕妈妈的子宫还在持续增大，有时候会感到微微的腹胀或腹痛。

 出门戴遮阳帽

因为在孕期有很多化妆品和护肤品都不能用，所以孕妈妈的皮肤很容易受到损伤，因此需要使用一些物理方法进行养护，防晒是最基本的养护方法之一。面部出现蝴蝶形妊娠斑的孕妈妈，外出时应戴遮阳帽，防晒是阻止妊娠斑加深加重的必要措施。

 旅游时需有人陪同

虽然在孕中期时孕妈妈可以考虑出门旅游，但仍不宜独自出门，而与一大群人做伴也是不合适的，最好是由准爸爸或其他家人或好友等陪伴前往。不仅旅程愉快，当你觉得累或不舒服的时候，也有人可以照顾你。

 最好不要使用卫生护垫

怀孕期间，孕妈妈阴道内的分泌物会增加，如果长期使用卫生护垫，加上湿润的阴道环境，会加速细菌的繁殖速度。所以，孕妈妈应尽量少用卫生护垫，选择穿棉质内裤，并每天换洗，这样有利于私处的"通风透气"。

孕中期也能"爱爱"

避开了孕前3个月和最后3个月，孕妈妈和准爸爸一样可以过性生活。

孕早期

因为孕早期胎盘尚未发育完全，所以是流产的高发期。女性到达性高潮时会导致强烈的子宫收缩，这对处在孕早期的孕妈妈来说是非常不利的，所以最好不要在孕早期进行性生活，以免发生意外。

孕中期

经过孕早期的发育，此时的胎盘已经成型，妊娠也比较稳定，可以进行适当的性生活。不过孕妈妈准爸爸依然要有所节制。尽量选择比较舒服省力的姿势，同时要考虑腹部免受压迫。

孕晚期

胎宝宝在孕晚期已经成熟，子宫也开始下降，子宫口也逐渐张开，如果这个时候进行性生活，很有可能引发宫缩，从而导致孕妈妈早产，引发危险。准爸爸可以通过亲吻和拥抱表达自己对孕妈妈和胎宝宝的爱，一样能保持夫妻间的亲密。

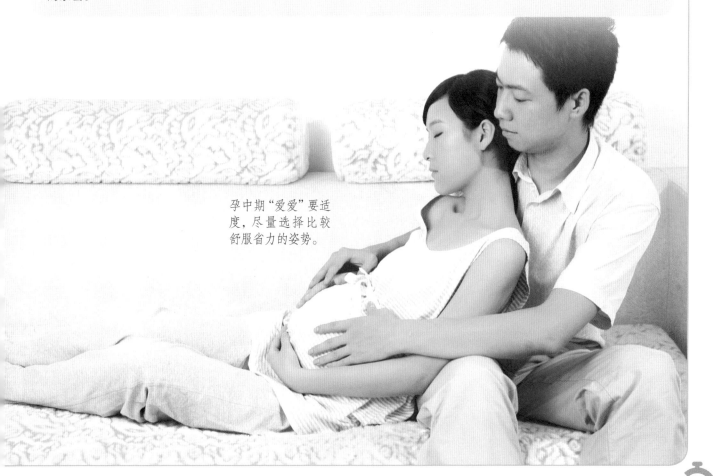

孕中期"爱爱"要适度，尽量选择比较舒服省力的姿势。

第 18 周 创造良好的工作环境

听力系统的关键部分——大脑与耳朵信号的连接已经形成。男宝宝和女宝宝的外生殖器更加明显，如果是男宝宝，前列腺开始形成。

第 18 周注意事项速查

孕 18 周，孕妈妈的臀部变得更圆润，腹部也开始膨出，所以走路的时候会稍显笨拙。

多和准爸爸交流

孕妈妈保证每天有足够的时间和准爸爸在一起，并保持亲昵的交流。如果身体允许，可以考虑一起外出度假，尽你所能来使你们的关系更加牢不可破，这样当宝宝降生时，孕妈妈会有坚强的后盾，可以放心依靠。

吃好工作餐

孕妈妈对待工作餐要"挑三拣四"，避免吃到对胎宝宝不利的食物，从营养均衡的角度进行搭配，降低对口味的要求。一顿饭尽量做到米饭、鱼、肉、蔬菜都有，保证营养的全面获得。

洗澡时不要锁门

孕妈妈洗澡时要注意室内通风。如果空气流通不好，再加上洗澡时室内温度升高，容易导致孕妈妈缺氧，甚至晕厥。所以，孕妈妈在洗澡时一定记得不要锁浴室门，以保证万一晕倒、摔倒时可得到及时的救护。

在办公室放一些防辐射植物

孕妈妈应在电脑旁摆放一盆仙人掌、波士顿蕨、绿萝之类的植物，能有效吸收电脑辐射，还能调节心情。工作间隙看看这些绿色植物，能缓解视觉疲劳，为大脑舒压。

保持办公区域整洁

办公室里人来人往，卫生条件比较差，所以孕妈妈需特别注意养成良好的卫生习惯。每天工作之前，简单清理一下办公区域，可用抹布擦拭一下灰尘比较多的地方，尤其要注意清洁一下电脑屏幕，这是容易积存灰尘及细菌的地方。每天打扫卫生后，还要记得洗手，以免被污染的手触摸眼、鼻、口，引起感染。

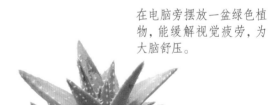

在电脑旁摆放一盆绿色植物，能缓解视觉疲劳，为大脑舒压。

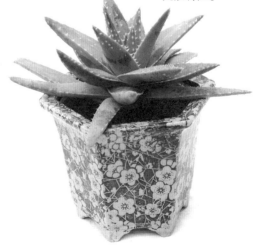

避免使用复印机

复印机使用时会产生臭氧，使人头痛和眩晕。复印机启动时，还会释放一些有毒的气体。如果孕妈妈的办公室里有一台复印机的话，可以和同事商量，把它放在一个空气流通比较好的地方。

同时孕妈妈还要尽可能避免使用复印机，复印机的辐射对胎宝宝的影响也不可忽略。怀孕期间就不要操作复印机了，请同事代劳吧。

每工作 2 小时为大脑舒压一次

建议孕妈妈每隔 1.5~2 小时花 5 分钟时间做一次为大脑舒压的呼吸放松运动，可大幅降低压力。推荐 1:4:2 呼吸法，即 1 拍吸气，4 拍吞气，2 拍吐气，更好的做法是 3:12:6。深呼吸的同时什么都不去想，可以缓解焦虑。

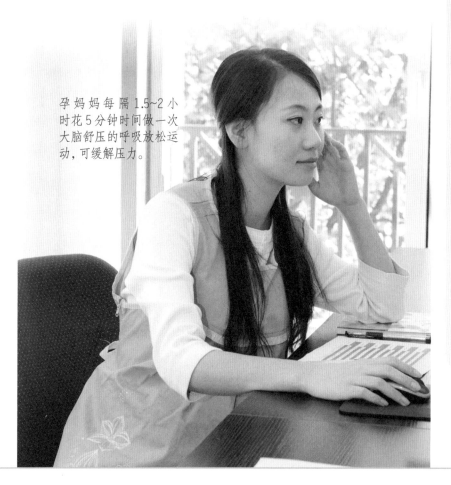

孕妈妈每隔 1.5~2 小时花 5 分钟时间做一次大脑舒压的呼吸放松运动，可缓解压力。

对付工作疲劳的小窍门

随着肚子一天天大起来，孕妈妈在工作时觉得没怀孕前期那么轻松了。别着急，还是有一些小窍门可以帮到孕妈妈的。

把手、脚放舒服

可以在办公桌底下放个鞋盒作为搁脚凳，并放双拖鞋。如果在电脑前工作时间太长，孕妈妈很容易感觉手腕和关节刺痛，可以把椅子稍调高，尽可能地让自己感觉舒适。

多喝水

在办公桌上准备一个大水杯，随时在杯子里倒满水。孕妈妈水喝得多，自然上厕所也会频繁，不要憋尿，如果想去厕所，尽快去。多喝水还可以加速新陈代谢，排出胎宝宝和孕妈妈身体的代谢物，缓解水肿。

接受帮助

如果有同事热心地照料你，特别是在复印资料、用微波炉的时候，应为有一个好的工作环境而高兴。不过孕妈妈也不要把这样的帮助视为理所当然。

调节压力

如果孕妈妈感觉工作压力大，可以和领导商量暂时换到一个清闲的岗位。此外还可以尝试其他的办法，如去办公室外走一走，做做深呼吸，听几首优美的歌曲等。

如果在工作场所不能自己调节压力，可通过一些运动来释放压力，如深呼吸、舒展肢体、近距离散步等。

做个"孕美人"

怀孕后更要注意皮肤的保养，细腻、亮白的肌肤会让你的魅力大增，从现在开始，认真对待自己娇嫩的肌肤吧。

正确选用护肤品

从怀孕初期开始，很多孕妈妈就舍弃了所有的化妆品，这让那些原本爱美爱保养的孕妈妈很不舒服。其实，孕期不能用护肤品的观念是错误的，因为那样对皮肤的损伤更大，一旦导致皮肤严重缺水或是斑块形成，此后都很难恢复。

孕妈妈完全可以选择没有刺激成分、不含香料的保湿护肤品，也就是人们常说的"基础类护肤品"。现在市面上有孕妇专用护肤品，孕妈妈需要到正规商场或超市选择正规品牌的产品。

孕期皮肤干燥怎么办

由于孕激素的关系，不少孕妈妈的皮肤失去了以前的柔滑，略显粗糙，甚至会很干燥，有些区域甚至会出现脱皮现象，建议皮肤干燥的孕妈妈试试下面的方法来改善皮肤状况。

1. 孕妈妈不要频繁地洗脸，因为皂碱会将皮肤上的天然油脂洗净，最好改用婴儿皂、甘油皂洗脸。

2. 需使用能给皮肤增加水分的护肤品，涂抹在干燥区，并轻轻地加以按摩。

3. 沐浴时不应浸泡太久，否则容易造成皮肤脱水，可以在水中加些浴油，尽可能少用普通肥皂，可使用不含皂质、中性的沐浴露或婴儿香皂。沐浴后，最好在全身涂抹润肤油。

4. 要特别注意饮食营养均衡，增加镁、钙等矿物质的摄取，如肉、蛋，还要增加必要的脂肪酸和维生素，如蔬菜、水果、坚果、谷物、牛奶、鱼油、豆类等；注意多喝水。

面部出现色斑怎么办

由于激素水平的改变，加上停用了防晒护肤品，孕妈妈在接触紫外线后就易出现色斑。尤其在孕中后期，孕妈妈皮肤变得敏感，对紫外线抵抗力减弱，皮肤容易被晒黑，面部出现黄褐斑，额头和双颊出现蜘蛛斑。所以，孕妈妈有必要采取一些保护措施来赶走各种色斑。

专家建议，在任何季节，孕妈妈出门时都要做好防晒，打把遮阳伞、戴宽檐的帽子或者戴副太阳镜，这种

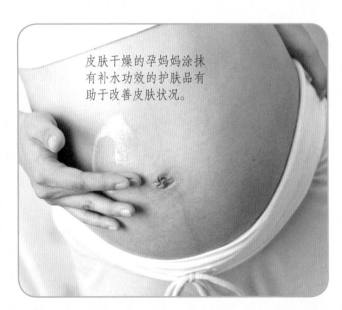

皮肤干燥的孕妈妈涂抹有补水功效的护肤品有助于改善皮肤状况。

"物理防晒"最简单安全，而且还能增加时尚感。此外，孕妈妈也可以适当选择一些安全性能高，无香精、香料成分的防晒霜，出门前 15 分钟涂抹，但回家后一定要记得清洗干净。

护理眼部皮肤

眼部的皮肤是全身最薄弱的地方，所以孕妈妈眼部护理也马虎不得。选择一款轻薄滋润的孕妇专用眼部护理产品，可促进眼周血液循环，达到消除水肿、淡化黑眼圈的效果，让孕妈妈神采奕奕，成为靓丽的"电波"孕美人。

1. 取少量眼部护肤品，轻轻涂在眼周。
2. 用指腹轻轻将眼部护肤品均匀涂开。
3. 围绕眼周，打圈按摩。
4. 眼角部位重点轻轻按摩几下。
5. 重复以上步骤，直至完全吸收。

注意身体细节的清洗

除了身体大面积的清洗外，孕妈妈还要特别注意小地方及皱褶处的清洁。其中尤以肚脐最容易被人疏忽，所以孕妈妈平常洗澡时可先用棉花棒蘸点婴儿油或乳液来清理肚脐的污垢，使污垢软化后再轻柔地洗净。肚脐污垢通常无法一次就清除干净，这时不要太过勉强，以免因为用力过度而伤害肚脐周围的皮肤，造成破皮出血，这样反而容易引起感染，对孕妈妈自身及胎宝宝会造成伤害。

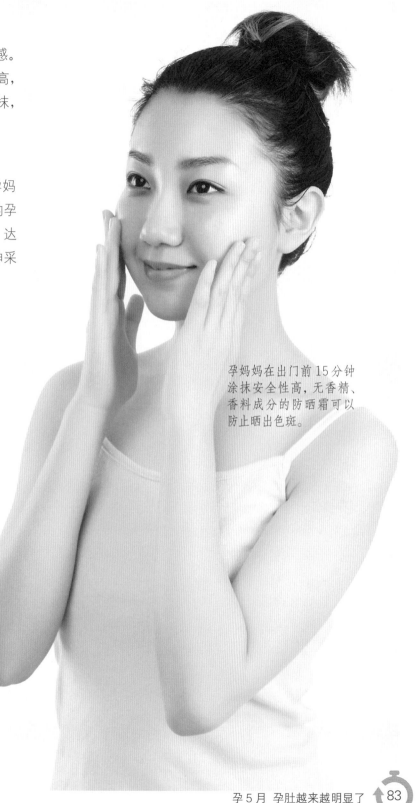

孕妈妈在出门前 15 分钟涂抹安全性高，无香精、香料成分的防晒霜可以防止晒出色斑。

第 19 周 胎宝宝动了

胎宝宝的皮肤分泌出一种具有防水作用的胎儿皮脂，以保护他长时间浸泡在羊水中的皮肤。胎宝宝的胃肠已经开始工作了，如分泌胃液、吸收羊水等。

胎动的感觉

胎动的感觉有许多种：伸手、踢腿、扭动、翻滚、肚子一跳一跳的、冒泡泡……像鱼在游泳、像虾在跳，胎宝宝在肚子里的动作千变万化，所以每个孕妈妈的胎动感觉会有所不同。在不同的孕周，胎动感受也会有所变化。

去享受宝宝这些最初最微妙的小动作吧，用不了多久，它们就会变成真正的拳打脚踢了。

第 1 次胎动时间因人而异

一般而言，怀孕满 4 个月后，即从第 5 个月开始，母体可明显感到胎宝宝的活动，胎宝宝在子宫内伸手、踢腿、冲击子宫壁，这就是胎动。一些孕妈妈早在第 16 周就能够感觉到第 1 次胎动，但大多数孕妈妈要等到第 18 周以后才能够感觉到。如果这是你的第 1 胎，可能直到第 20 周左右才能感觉到胎动。

第 19 周注意事项速查

孕 19 周，孕妈妈的乳晕和乳头颜色更深了，乳房迅速增大，这是在为哺育宝宝做准备。

 孕期不要搬家

孕期中的孕妈妈需要一个安稳舒适的环境，家人最好不要在这个时期搬家。搬家时难免会整理东西，搬重一点的家具等，对于孕妈妈来说会增加发生意外的概率。即使不参与进来，一个新的环境也很可能引起孕妈妈的不适，如呕吐、疲倦、心情糟糕等。

 远离花粉

孕妈妈要避免接触易引起过敏症状的花粉。一旦孕妈妈出现过敏症状，少不了要用药物治疗，而药物对胎宝宝的发育会造成影响。此外，据调查发现，孕妈妈如果吸入花粉过多，所生的宝宝抵抗哮喘病的能力会较弱。因此，孕妈妈要尽量避免接触花粉。

 不要忽视皮肤瘙痒

孕中晚期，孕妈妈身上开始发痒，做皮肤检查却无任何异常。除痒感外，在少数孕妈妈身上可检出肉眼难以发现的轻微黄疸，这种病症被称为"妊娠期肝内胆汁郁结症"。此症易造成胎宝宝宫内缺氧，并易导致孕妈妈发生早产及产后出血过多的状况。因此，孕妈妈应当重视，一旦出现此症状就及时去医院做检查。

自测胎动的方法

累计每天的胎动次数

这是最简单的方法，孕妈妈可以做一个简单的表格，每天早上 8 点开始记录，每感觉到 1 次胎动，就在表格里做个记号，累计 10 次以上，就说明胎宝宝一切正常。如果从早 8 点到晚 8 点，胎动次数都没有达到 10 次的话，建议孕妈妈尽快去医院检查。

计算固定时间内的胎动次数

孕妈妈每天测 3 小时的胎动，如分别在早、中、晚各进行一次。将所测得的胎动总数乘以 4，作为每天 12 小时的胎动记录。正常情况下，明显的胎动每小时应不少于 3 次，12 小时胎动数为 30~40 次，多者达 100 次以上，都是胎宝宝情况良好的表现。如果每小时少于 3 次，则要把测量的时间延长至 4~6 小时。

晚饭后测量

胎宝宝一般在晚上更加活跃。孕妈妈在晚上 7~11 点数宝宝的胎动次数，看看出现 10 次胎动所需要的时间。如果超过 4 小时，胎动的次数仍达不到 10 次，就要尽快去医院检查。

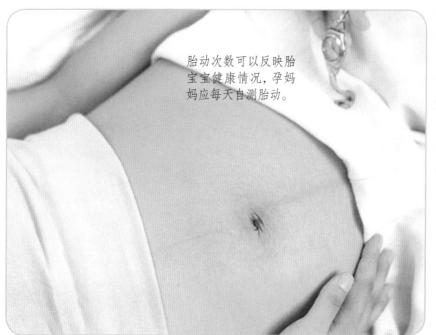

胎动次数可以反映胎宝宝健康情况，孕妈妈应每天自测胎动。

胎动异常原因多

如果孕妈妈感觉到胎动突然增加，然后又突然减少，就要引起警觉了。

脐带压迫

由于胎宝宝可以在羊水内自由翻动，因此发生脐带绕颈的现象并不少见，但是绕的程度有松有紧。即使绕两三圈，但只要是松松的，就很少会造成胎宝宝窘迫，相反就算只有一圈，如果缠绕得太紧或打了死结，也会造成胎宝宝缺氧。

胎盘早期剥离

若发生胎盘剥离，胎宝宝会缺血缺氧，可导致生命危险。常见的症状是孕妈妈有剧烈的腹痛，合并大量阴道出血和胎宝宝心跳减速，此现象为孕期急重症。

孕妈妈发热

如果孕妈妈的体温超过 38℃，为降低体温，孕妈妈身体周边的血流量增加，子宫和胎盘的血流量却会减少，胎宝宝自然也会变得安静。

胎盘功能不佳

胎盘是胎宝宝所有血液营养的来源，胎盘功能降低了，会造成胎盘供给胎宝宝的氧气不足，胎宝宝因缺氧会出现胎动减缓。

胎宝宝因种种原因发生缺氧时，胎动次数往往会先增加，后减少。

第 20 周 全面胎教开始啦

胎宝宝的视网膜形成了，眼睛会对光线做出反应；味蕾正在形成，会间接使孕妈妈的饮食口味发生改变。吞咽羊水后，他开始在羊水里尿尿了。

胎教不要超过 10 分钟

胎教的目的，是通过外界的刺激，促使胎宝宝接收更多的有益信息，让胎宝宝发育得更好、更聪明。只要能感受到胎动，孕妈妈自己也感觉舒适，就可以随时把自己听到、看到的一切与胎宝宝分享。但要注意的是，做胎教的时间不可太长，每次控制在 10 分钟以内。刚开始做胎教时，时间更要短一些，毕竟胎宝宝最需要的是休息。

抚摸胎教和音乐胎教很配

在进行抚摸胎教时，最好准备一首轻松的背景音乐，一边听音乐一边做。对于活泼好动的胎宝宝，孕妈妈可以为他准备一些舒缓优美的乐曲；对于比较文静的胎宝宝，孕妈妈可以准备一些明快轻松的乐曲。

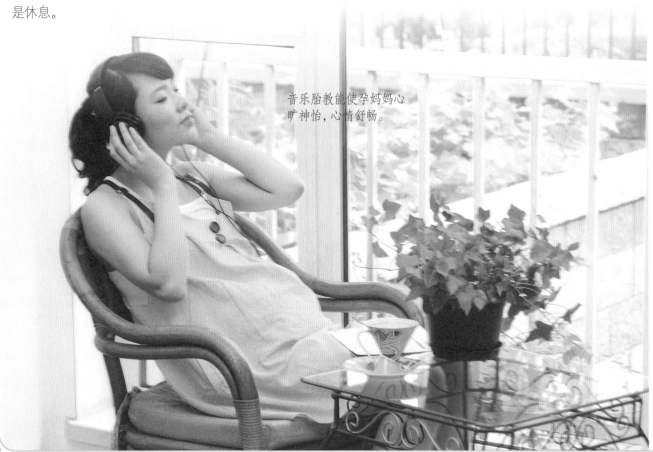

音乐胎教能使孕妈妈心旷神怡，心情舒畅。

电影胎教别去电影院做

胎教也可以是看些温馨、轻松的电影，电影里好听的配乐对胎宝宝也是很好的胎教素材。不过孕妈妈对电影应该有所选择，不要看剧情恐怖、悲伤，场面刺激、暴力、血腥的电影。此外，孕妈妈也不要去影院观看电影，尤其是孕早期和孕晚期。影院的音响效果对于胎宝宝来说过于强烈，会引起胎宝宝烦躁不安，胎动加剧。

语言胎教要视觉化

语言胎教不是单纯照着书本念书，而是要把每一页的内容细细地讲给胎宝宝听，把内容视觉化。孕妈妈用眼睛看到的东西，胎宝宝可以用脑"看"到。孕妈妈把看到的景色、文字内容通过生动的语言描述——在自己眼前或者脑海中浮现，胎宝宝也就能感受到了。

第 20 周注意事项速查

孕 20 周，腹部隆起程度越来越大，孕妈妈会出现各种不适。

 ### 不要长时间接打电话

因为手机有一定量的辐射，所以孕妈妈要减少用手机接打电话的时间。在拨出电话而未接通时，辐射会明显增强，此时应该让听筒远离耳部，间隔约五秒钟后再通话，通话时也与听筒保持一定距离。

 ### 通过按摩缓解腿抽筋

由于胎宝宝发育时需要大量的钙，此时孕妈妈容易发生腿抽筋。当小腿抽筋时，可先轻轻地由下向上按摩小腿肚子，再按摩脚趾及腿。若症状仍未缓解，则用温水浸泡或者热敷小腿，很快症状就能得到缓解。

 ### 不要用电热毯

电热毯在接通电源把电能转变为热能时，会产生电磁场，电磁场的辐射会影响胎宝宝的细胞分裂，导致胎宝宝身体器官畸形。此外，电磁场的辐射对胎宝宝大脑发育不利，易使出生的婴儿智力低下。

美育胎教

培养胎宝宝对美的欣赏能力，为他日后创造美的能力打下基础，这就叫作"美育胎教"。

看

通过孕妈妈的眼睛去欣赏，阅读优秀的作品和欣赏优美的图画，可以间接对胎宝宝造成影响。孕妈妈要选择那些立意高、风格雅、个性鲜明的作品欣赏。去看看画展、参观博物馆都是不错的选择。

听

孕妈妈在欣赏音乐时，可选择主题鲜明、意境饱满的作品，它们能促使美好情怀的涌动，也有利于胎儿的心智成长。可以选择欣赏音乐演出，进行音乐胎教。

体会

通过体会进行胎教的方法主要包括对美的事物的想法、感受和领悟，比如欣赏田园、麦浪等自然风光。孕妈妈通过欣赏美丽的景色从而产生美好的情怀，这也是一种不错的胎教。

胎教内容包括对话胎教、情绪胎教、营养胎教、运动胎教、音乐胎教、环境胎教、美学胎教等，孕妈妈可以自行选择。

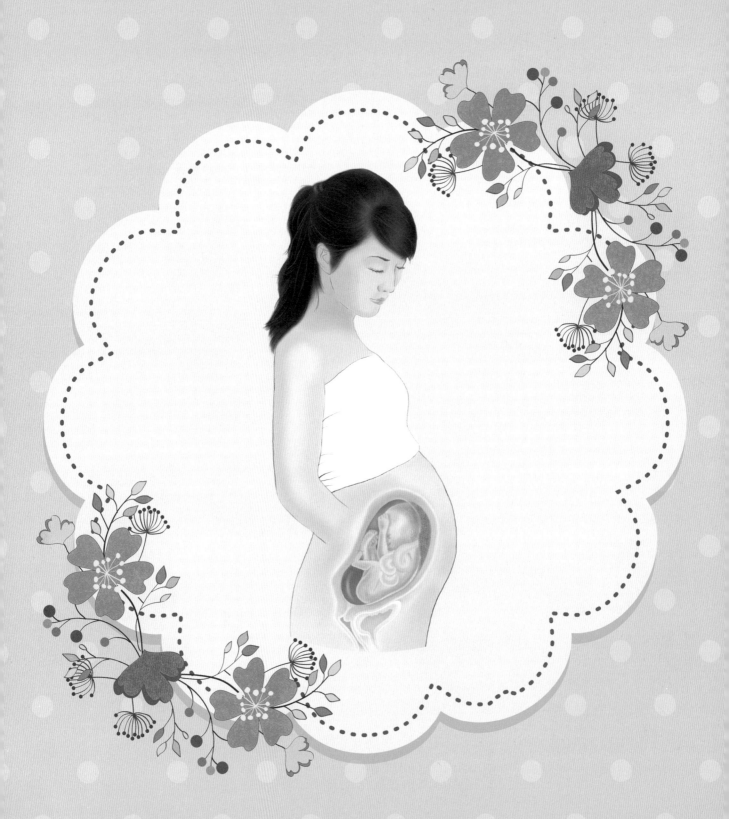

孕6月 动来动去的小家伙

越来越明显的胎动，会让孕妈妈幸福地感觉到一个真切的小生命和自己身心相融。

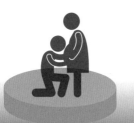

本月生活行动指南

孕妈妈体重变化

本月体重记录：＿＿＿＿＿＿
本月计划增加体重：1 500 克

体重控制要点

适量增加运动量：孕妈妈可以在身体没有不适的前提下，通过提高运动频率、延长运动时间适当增加一些运动量。

关注胎宝宝发育

孕 6 月的胎宝宝身长 30 厘米左右，体重约 700 克。小家伙的骨骼已经变得结实，头发、眉毛、睫毛也能看清楚了，皮肤开始出现褶皱，汗腺已经形成，不但会咳嗽、打嗝、皱眉、眯眼，还会吸吮自己的大拇指。此时的胎宝宝有了呼吸动作，吸入并且吞咽羊水，小便排泄在羊膜腔中。不过此时胎宝宝的呼吸系统还不能支持胎宝宝离开母体之后继续存活，仍在不断完善。

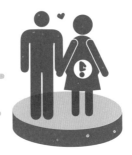

生活起居的宜忌

孕妈妈腹部越来越大，越来越有孕味了。胎宝宝的各个器官都在飞速发育，体重也在稳步上升，向着新生儿的样子变化着。

预防水肿，避免久站、久坐
孕妈妈的肚子逐渐变大，容易压迫到孕妈妈的下肢，引起腿部水肿，所以孕妈妈应避免久站、久坐。

锻炼腰部肌肉力量
胎宝宝不断成长，孕妈妈身体负荷越来越大，经常腰酸背痛，这时候需要注意加强腰部、腹部和背部肌肉的锻炼，并避免长时间站立。

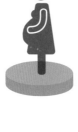

不宜仰卧
仰卧时增大的子宫会压迫腹主动脉，影响对子宫的供血和胎宝宝发育，还会压迫下腔静脉，形成回心血量减少，形成下肢静脉曲张、下肢水肿等。

注意补铁
胎宝宝继续发育，对铁的需求逐渐增加，缺铁的孕妈妈容易出现脸色苍白、四肢无力等贫血症状，此时应多吃一些富含铁和维生素 C 的食物。

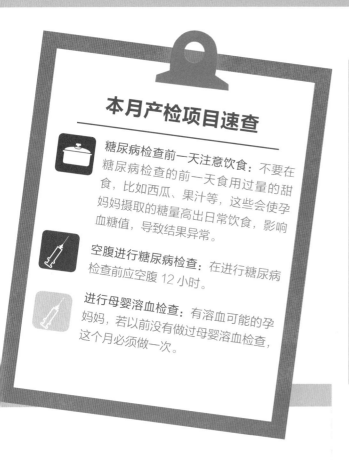

本月产检项目速查

糖尿病检查前一天注意饮食： 不要在糖尿病检查的前一天食用过量的甜食，比如西瓜、果汁等，这些会使孕妈妈摄取的糖量高出日常饮食，影响血糖值，导致结果异常。

空腹进行糖尿病检查： 在进行糖尿病检查前应空腹 12 小时。

进行母婴溶血检查： 有溶血可能的孕妈妈，若以前没有做过母婴溶血检查，这个月必须做一次。

孕期运动宜忌

保证平稳。 孕妈妈要保证支撑稳固，最好能够在防滑的瑜伽垫上进行练习。

规律练习。 孕妈妈按照自己的规律和习惯来完成每周的练习，会对体重和血糖的管理起到很好的效果。

不要勉力而行。 有些运动对腹部已经膨大的孕妈妈来说有一定的难度，因此孕妈妈不必苛求动作的标准，保证自己的安全最重要。

▼ 孕 6 月细节备忘

▶ **吃富含维生素 C 的水果。** 孕妈妈适当多吃一些养颜的蔬果，让孕妈妈在不能化妆的孕期也能保护好皮肤，让美丽不因胎宝宝的到来而中断。

▶ **尽量不吃火锅。** 火锅原料多是羊肉、牛肉、海鲜、鱼类等生肉，这些都有可能含有弓形虫的幼虫及其他畜禽的寄生虫。

▶ **用正确的方法加热牛奶。** 孕妈妈热牛奶时，可以将牛奶倒入杯中用热水泡温热，也可以把牛奶倒入微波炉专用容器，再进行适度加热。

▶ **熟食生食要分开。** 厨房里的案板、菜刀都要准备两套，切熟食和生食的用具要分开用。做饭时应把熟食和生肉分开放，处理生肉之后的器具一定要及时清洗，清洗后一定要洗手。

选个侧卧枕

孕妈妈不妨为自己选一个舒服的侧卧枕，放在肚子下面，以填补腹部与床面之间的空间，撑起扭曲下垂的肚子，这样睡起来会舒服很多。

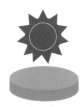

缺钙孕妈妈多晒太阳

缺钙的孕妈妈容易出现腿抽筋的情况，孕妈妈除了注意补充钙质外，还要多晒太阳，这样可以促进钙的吸收。

本月宜吃&不宜吃

现在胎宝宝的发育迅速，孕妈妈的消耗大幅度增加，除了适当增加必要的营养外，还要有侧重地增加骨骼生长发育所需要的营养。

全麦食品让孕妈妈精力充沛。

本月孕妈妈易出现便秘，应适当多吃些富含膳食纤维的食物。

全麦食品

全麦食品不仅可以让孕妈妈精力充沛，还能降低体内胆固醇的水平，提供丰富的铁和锌。

宜
全麦食品降低胆固醇

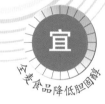

宜
嫩玉米有助于安胎

嫩玉米

嫩玉米中丰富的维生素 E 有助于安胎，可用来防治习惯性流产、胎宝宝发育不良等。

嫩玉米可防治习惯性流产、胎宝宝发育不良。

南瓜

南瓜的营养丰富，含丰富的膳食纤维、多种维生素和矿物质，可预防便秘、妊娠水肿、妊娠高血压等孕期并发症。

宜
南瓜可预防孕期便秘

南瓜可防治便秘、妊娠水肿、妊娠高血压等疾病。

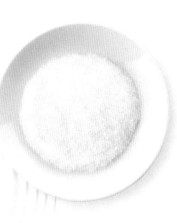

味精导致胎宝宝缺锌。

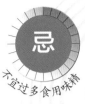

忌

不宜过多食用味精

味精

味精的主要成分为谷氨酸钠，可与血液中的锌结合从尿液排出。过多食用味精会使胎宝宝缺锌。

精米精面会导致矿物质及维生素缺乏症。

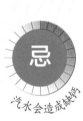

汽水

汽水进入肠道后易与孕妈妈体内的钙元素发生反应，使钙元素流失，从而造成缺钙。

汽水会与孕妈妈体内的钙元素发生反应，造成缺钙。

忌

汽水会造成缺钙

精米精面

精米精面经过了反复加工，看起来更白更细更美观，但其所含营养素已远不如糙米那样齐全了。

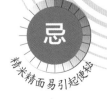

忌

精米精面易引起便秘

尽量不喝可乐、雪碧等汽水，它们的含糖量过高。

胎宝宝开始用胸部做呼吸运动了。如果胎宝宝在睡觉时听到的声音非常大，他会从睡梦中醒来；如果听到喜欢的音乐，也会做出反应。

不能贪凉

孕妈妈在空调房待着，一定要注意避免过凉而导致感冒，将空调的温度定在 24℃ ~28℃，室内温度最好不低于 26℃，感觉微凉就可以了，切忌温度太低，和室外温差太大。孕妈妈容易受风，要避免正对着空调吹冷风。

盖好腹部

夏天，孕妈妈的卧室要注意空气流通，在保证空气流通的同时，睡觉时应用毛巾被盖好腹部，以防胎宝宝受凉。此外，在办公室的时候，孕妈妈也应该备一条毛巾毯，午睡或感觉有点凉的时候可以盖上。

不要在空调环境里待太久

由于空调房间密闭，空调使房间湿度降低，空气质量下降，导致细菌、病毒繁殖。尤其是仍在工作的孕妈妈，需要整天都待在写字楼，但写字楼里的中央空调使用久了容易使人感到头昏、疲倦、心烦气躁，因此孕妈妈最好还是少待在空调房里为好。即使使用空调，也要经常开窗换气，以确保室内外空气的对流交换。一般空调开机 1~3 小时后关机，然后打开窗户将室内空气排出，使室外的新鲜空气进入。

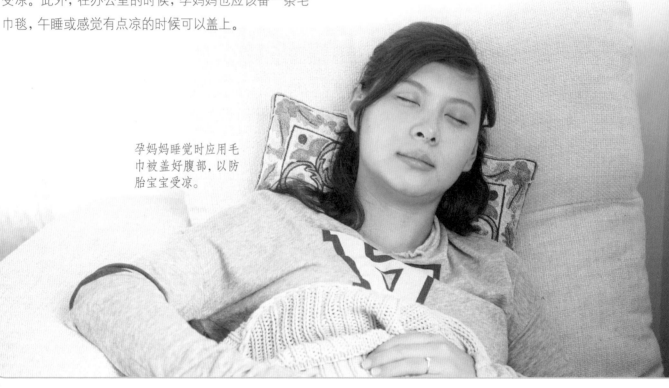

孕妈妈睡觉时应用毛巾被盖好腹部，以防胎宝宝受凉。

第 21 周注意事项速查

由于日益增大的子宫顶压了肺部，孕妈妈可能会觉得呼吸急促。

 ## 保证自驾车的清洁

如果孕妈妈是自己驾车出行，一定要定期去正规的汽车保养处或者 4S 店做车子的除臭杀菌护理。尤其是夏天，常用空调，要适时去更换空调滤芯，这样才能保证孕妈妈在驾驶车的时候有一个干净、整洁、清新的环境。

 ## 裤子不要太紧

有的孕妈妈外阴部肿胀，同时局部皮肤发红，在行走时外阴出现疼痛，这种症状被称为"外阴部静脉曲张"。这是因为孕期盆腔血液流量增加，导致静脉内的压力增大，加上子宫逐渐增大，压迫静脉，这些都会使外阴部发生静脉曲张。因此孕妈妈要选择宽松的纯棉内裤，外裤也要宽松一点。

 ## 喝豆浆要煮开

大豆中含有的有害物质遇热不稳定，通过加热可以使其失活。但是由于豆浆存在假沸现象，即虽然看上去烧开了，但实际上并没有煮沸，如果这时停止加热，会使豆浆中的有害物质大量残留。所以孕妈妈在煮豆浆的时候，不但必须要煮开，煮时还要敞开锅盖，煮沸后继续加热 3~5 分钟，直到泡沫完全消失才可以。而且每次饮用时需控制饮用量，以 250 毫升为宜。自制豆浆尽量在 2 小时以内喝完。

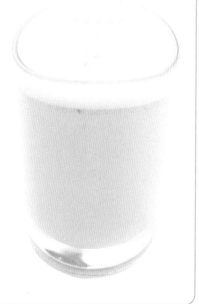

豆浆要煮开后再喝，否则可能会中毒。

可以安排外出旅行

孕中期，孕妈妈和胎宝宝都进入了相对稳定期。腹部的隆起虽然对孕妈妈的行动有些影响，但还没有到非常不便的地步，所以此时是最适宜孕妈妈出门旅行的时期。

制订合理的旅行计划

虽然孕中期从各个方面看都相对比较适合旅行，但是孕妈妈毕竟是一个孕妇，不能太过疲劳。所以在安排行程的时候一定要留出足够的休息时间，最好事先咨询医生，存下产检医生的联系方式，并随身携带产检记录，以便出现意外时第一时间得到合理救治。

由家人陪同

由于身体原因，孕妈妈不适合独自旅行，最好与丈夫或其他家人一起出门。这样当孕妈妈觉得累或不舒服的时候，可以得到最大限度的谅解和照顾，从而保证旅行的安全和好心情。

选择交通方式

孕妈妈在选择出行方式的时候也要综合考虑，行程不宜过长。如果是乘火车，最好是选择卧铺中的下铺；乘飞机的话，则要选择靠近洗手间或过道的地方。

饮食要注意

孕妈妈在外边的饮食需要多加注意，避免吃生冷、不干净的食物，以免细菌感染，造成消化不良、腹泻等突发情况。另外，孕妈妈不要随意吃以前没吃过的食物，防止过敏。

第 22 周 孕期睡眠那些事儿

胎宝宝的眉毛和眼睑已经清晰可辨，乳牙开始发育，恒牙的牙胚开始发育。皮下脂肪尚未产生，皮肤依然是皱巴巴的，脸上布满了纤细柔软的胎毛。

养成规律的睡眠习惯

对于孕妈妈来说，保持良好的作息习惯，拥有充足的睡眠对孕妈妈自身和胎宝宝的健康都非常重要。专家建议每天晚上 10 点前睡觉，睡足八九个小时。尤其是晚上 11 点到次日凌晨 4 点这段时间内，一定要保证最佳的睡眠质量。养成有规律的睡眠习惯，晚上在同一时间入睡，早晨在同一时间起床，有助于快速入睡，并保证睡眠质量。

舒适的卧具

良好的睡眠质量离不开舒适卧具的支持，对于孕妈妈来说，软硬适度的床垫最适宜。睡过于柔软的床，如席梦思床并不适合。在棕床垫或硬板床上铺适当厚度的棉垫较为合适，并注意松软、高低要适宜。市面上有不少孕妇专用的卧具，可以向医生咨询应该选购哪种类型的。孕妈妈千万不要舍不得换掉你的高级软床垫，因为合适的床垫可是良好睡眠的重要保证。

第 22 周注意事项速查

孕 22 周时，孕妈妈的腹部已经明显隆起，从而使得身体重心发生偏移，因此要穿舒适的鞋来保持身体平衡。

 不要用抗生素外用软膏

抗生素外用软膏，在皮肤感染方面应用较广泛，但有不少专家认为，妊娠期最好不要使用这类药。因为此膏中的聚乙二醇会被身体吸收且蓄积，可能会引起一系列不良反应。

 不要伏案、趴睡

孕妈妈伏案过久对乳房的健康危害甚大，必须及时预防。孕妈妈应尽量不趴着睡觉，最好采取仰卧微向左倾的姿势，不然会严重压迫胸部，使乳房下垂凹陷。

 选择宽松、防滑的鞋

孕妈妈宜穿宽松、轻便、防滑、透气性好的鞋，不要穿合成皮质的鞋和尼龙材质的鞋，以防因穿不透气的鞋加重双脚浮肿。双脚浮肿比较严重和怀孕 6 个月以上的孕妈妈，要选择稍大一点的鞋，但也不要过于宽松。

正确的睡姿

　　仰卧时增大的子宫会压迫腹主动脉，影响子宫供血，所以尽量不要仰卧，最好取左侧卧位睡眠，这样对孕妈妈和胎宝宝都比较有利。当然，整晚只保持一个睡眠姿势是不太可能的，可以左右侧卧位交替。

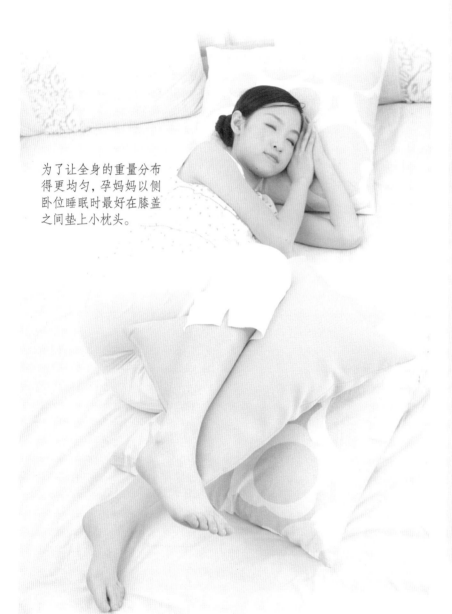

为了让全身的重量分布得更均匀，孕妈妈以侧卧位睡眠时最好在膝盖之间垫上小枕头。

不能乱涂外用药物

孕期容易出现一些皮肤病，孕妈妈都知道内服药物存在危险，其实外用药物也不是百分百安全的，要遵医嘱使用。

杀癣净

杀癣净多用于皮肤黏膜真菌感染，如体癣、股癣、手足癣等，其药物成分可能被孕妈妈所吸收，随血液循环进入胎宝宝体内，影响胎宝宝的健康。所以为了胎宝宝健康，此药应该慎用。

硝酸咪康唑霜

此药多用于接触性皮炎，如果孕妈妈在用药的时候因局部刺激发生灼感、红斑、脱皮起疱等，应及时停用。在使用前和使用中，都一定要寻求医生指导。

皮质醇类药

这类药物如果大面积使用或长时期外用，会造成胎宝宝肾上腺功能减退。哺乳期孕妈妈使用的话，可以通过皮肤吸收，进入乳汁被宝宝吸收。另外，这类药还可造成妇女月经紊乱甚至闭经，所以备孕的女性最好也不要使用。

风油精

樟脑是风油精的主要成分之一，通过皮肤被孕妈妈吸收后，会通过胎盘屏障作用于胎宝宝，危害胎宝宝的健康，严重时可能导致畸形胎、死胎或流产。

胎宝宝的骨骼、肌肉已经长成，更接近于出生时的状态了。肺部组织和血管正在发育。视网膜也已形成，具备了微弱的视觉，胎宝宝会对外界光源做出反应。

"十字操"纠正乳头凹陷

乳头凹陷是指孕妈妈的乳头未突出于乳晕的表面，甚至陷下去。乳头凹陷很有可能会影响乳汁的顺畅排出。

如果孕妈妈发现自己乳头凹陷，可以做"十字操"进行纠正。将两手的拇指（或拇指与食指）平行放在乳头两侧，随后慢慢地由乳头向两侧外方平行伸展，也就是围绕乳头画"十字"，使乳头向外突出。拉乳头时手法和动作都要轻柔，时间不能太长，每天 2 次，每次重复 10~20 次即可。如果拉乳头引起宫缩，要立刻停止，待宝宝出生后再进行矫正。

吸奶器纠正乳头凹陷

除了用手拉乳头外，也可以使用乳头纠正工具来进行矫正，如吸奶器。孕妈妈可以按照吸奶器上的说明，用吸盘吸住乳晕，按压手柄，利用负压作用来牵引凹陷的乳头。一般持续约 10 分钟，取下吸奶器，再用手指轻轻拉乳头，帮助乳头突出。

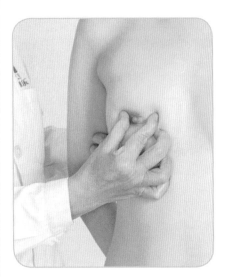
两手指向左右两侧外方平行伸展。

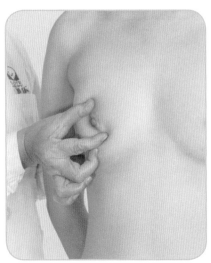
两手指向上下两侧外方平行伸展。

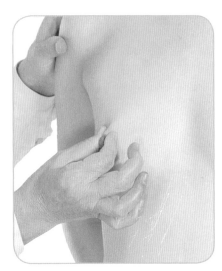
捏起乳头向外牵拉。

第 23 周注意事项速查

孕 23 周时，有的孕妈妈可能会出现皮肤瘙痒，这是胎盘中分泌的激素影响肝脏的缘故。

不要超负荷工作

职场女性进入孕期，需要改变一下自己的想法。在体力上要尽量多休息，以免过度疲劳；而在情绪上，如果总是像以前那样超负荷工作，会把自己搞得很紧张，甚至焦虑不堪，对自己和胎宝宝都没有好处。

做孕妇操

孕妈妈可以在每天早上或工作间隙定时做做操，既能起到一定的锻炼作用，又能够养成规律作息的习惯。孕妇操是专门适用于孕妈妈的体操，简单易行，安全有效。

不要用电吹风吹干湿发

电吹风吹出的热风含有微量的石棉纤维，可以通过孕妈妈的呼吸道和皮肤进入血液，经胎盘血进入胎宝宝体内，对胎宝宝有不利影响，所以建议孕妈妈在洗头发之后用柔软的毛巾将头发擦干，电吹风能不用就不要用。必须使用吹风机时，需要调到冷风挡，不要用吹风机紧贴着头皮吹头发。

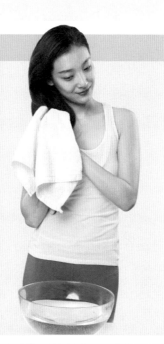

调节饮食减轻水肿

妊娠水肿是孕期的一种常见病症，一般发生在怀孕 6 个月以后。此时，胎宝宝逐渐增大，羊水增多，致使孕妈妈下肢静脉受压，血液回流受阻，因此常发生轻度下肢水肿。

进食足量的蛋白质

有些孕妈妈水肿是因为营养不良，对于这部分孕妈妈，一定要保证每天食用肉、鱼、虾、奶和豆类食物，以保证每天补充足量的蛋白质，缓解水肿。

进食足量的蔬菜水果

蔬菜和水果味道清新自然，可以促进孕妈妈的食欲，其中还含有人体必需的多种维生素和微量元素，可以提高抵抗力，加强代谢，缓解水肿。孕期每天食用的蔬菜和水果的比例一般应为2:1。

不要吃过咸的食物

水肿的时候要减少盐的摄入量，不要吃过咸的食物，平时的烹饪也要清淡些，特别不要多吃咸菜，以防止水肿的加重。水肿的孕妈妈每天对盐的摄入量最好控制在6克以下。

少吃或不吃难消化和易胀气的食物

油炸的食物不易消化，容易引起腹胀，造成血液回流不畅，加重水肿。所以像糯米糕、薯片、油条等食物，孕妈妈一定要少吃。另外，像粽子、汤圆等不易消化的食物也要少吃。

孕妈妈千万不要为了一时的口腹之欲而胡吃海塞。

第 24 周 预防腿抽筋

此时的胎宝宝看起来还比较瘦，但身体的比例变得更加匀称；对外界的声音更加敏感，听到声音会用自己的方式来回应；依然在不停地吞吐羊水以练习呼吸，气管也已经形成。

孕期抽筋巧应对

1. 适当进行户外活动，多进行日光浴。

2. 饮食要多样化，多吃海带、芝麻、豆类等含钙丰富的食物，如海带炖豆腐、黑木耳炒圆白菜、鱼头炖豆腐等。另外，每天一杯奶也是不可少的。

3. 睡觉时调整好睡姿，采用最舒服的侧卧位。伸懒腰时注意两脚不要伸得过直，并且注意下肢的保暖。

4. 注意不要让腿部肌肉过度劳累，不要穿高跟鞋。睡前对腿和脚进行按摩。

5. 从怀孕第 5 个月起就要增加钙质的摄入量，每天 1 500 毫克左右。补钙不宜过量，否则会对胎宝宝造成不良影响。

泡脚和热敷也有效

孕妈妈临睡前可以用 40℃ 左右的热水泡脚 10 分钟，泡脚的盆要深一些，水要多一些，最好没过小腿肚，这样可起到舒筋活血、解除痉挛的作用，有效缓解孕妈妈腿抽筋的症状。不过孕妈妈泡脚的水不宜太热，不要让孕妈妈出汗，以免心慌；泡脚的时间也不要太长，以不超过 30 分钟为宜，否则会导致血液循环过快、心脏和脑部负担过重，对健康不利。

如果准爸爸有时间，可以在孕妈妈泡脚时或泡脚后给孕妈妈按摩一下双腿，先从下往上按摩整条小腿，然后从脚趾按摩到整个腿部。

如果孕妈妈没有泡脚的习惯，可以在洗脚的时候用热毛巾对小腿进行热敷，也能起到缓解疲劳的效果。

第 24 周注意事项速查

孕 24 周，孕妈妈会觉得自己行动变得笨拙起来。别担心，分娩之后自然会恢复。

 补钙骨头汤不宜久煮

动物骨骼中所含的钙质不易分解，无论多高温，煮多久也不能将其融化，久煮反而会破坏其中的蛋白质，降低其营养价值，还会使脂肪溶解在汤里，影响肉质和汤的口感。

 放慢吃饭速度

食物未经充分咀嚼，会导致食物与消化液不能充分混合，影响人体对食物的消化、吸收，使孕妈妈得不到足够的营养，造成营养不良。有些食物咀嚼不够，过于粗糙，会加大胃的消化负担或损伤消化道。

 不要长时间站立

孕中期，孕妈妈的血压与正常人相比会偏低，如果久站，就会觉得脑部的供血不足，产生眩晕的感觉。怀孕期间如需变换姿势或位置，应尽量放慢速度；且最好不要长时间站立，建议每隔 30 分钟就坐下休息一次。

贫血在悄悄发生

由于胎宝宝生长需铁量大，所以怀孕中后期约有 1/4 的孕妈妈可能因铁摄入量不足而发生缺铁性贫血。

孕期贫血的原因

随着胎宝宝的发育，孕妈妈对铁的需要量越来越大，这时候孕妈妈会首先动用体内存储的铁，如果铁用尽后未能及时补充，则会出现贫血。尤其是怀有双胞胎的孕妈妈，是贫血的高发者。

贫血的危害

贫血会使孕妈妈发生妊娠高血压疾病的概率增加，长期慢性贫血会造成胎宝宝生长发育缓慢。所以孕妈妈一定要按时进行产检，关注产检报告，并在日常生活中多加注意，尽早发现贫血症状。

贫血的预防

孕妈妈在饮食上不要挑食，保证摄入均衡的营养。如果有消化性溃疡、慢性肠胃炎等消化道疾病，要及时就医治疗，不要拖太久。

营养的补充

孕妈妈平时注意多吃新鲜蔬菜、水果和动物性食物，保证铁的摄入量。如果已经出现了贫血，可以遵医嘱口服补血铁剂，补血铁剂要按时服用。

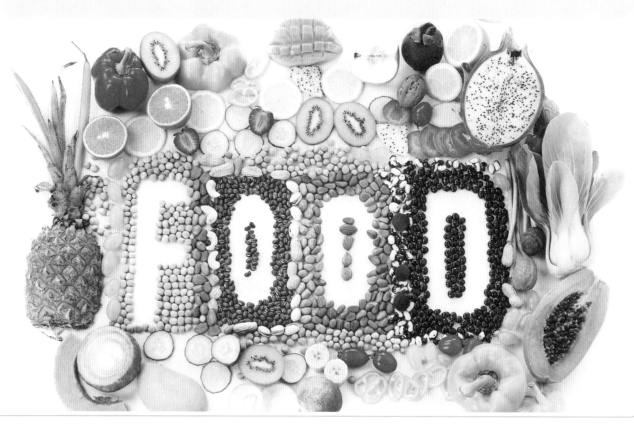

给自己"足"够的幸福

穿一双不合脚的鞋走路久了会使孕妈妈感到疲惫，而且容易发生危险，影响腹中胎宝宝的正常发育。

科学摆放脚，缓解下肢水肿

孕中期孕妈妈易出现下肢水肿，久坐的孕妈妈可以在座位底下放个脚凳，若没有脚凳，也可用鞋盒代替。

坐着时，将脚放到脚凳上，可缓解脚部和下肢的压力。孕妈妈也可以准备一双舒适柔软的拖鞋，工作时穿着宽松的拖鞋能缓解足部压力。坐一段时间后，适当地做伸展运动，抬腿并适当按摩小腿，以缓解腿部压力。

穿稍大一点的鞋

孕妈妈体重在孕期一般会增加 12 千克左右，在日常走路的时候，会感觉脚承受的压力越来越大，身体的重心也发生了改变。一双舒适的鞋，可以减轻身体的压力，还可以保证孕妈妈的出行安全。

孕妈妈从怀孕开始就应该穿平跟、透气性好、材质轻、舒适的鞋，如轻便的运动鞋、布鞋、休闲鞋或软皮鞋，冬天穿雪地靴也是一个不错的选择。如果孕妈妈在孕期脚肿得厉害，就需要穿比自己平时的鞋码大半码的鞋；到孕晚期，则可能要穿大 1 码的鞋了。买鞋时一定要试穿，以脚后跟处能插入 1 个手指为宜。

此外，孕妈妈的袜子选择也有讲究。应选择透气性好、纯棉的袜子，袜筒应比较低、比较宽松且容易穿脱。穿袜子时，如果觉得坐着很辛苦，试试盘起腿来。

穿带点跟的鞋

有些孕妈妈认为鞋跟越平越好，其实完全的平底鞋也并非最好。对正常人而言，穿上平底鞋后身体 4/5 的重量都压在脚后跟上，容易造成足跟的损伤，而且平底的鞋减震功能差，会影响脊柱和大脑的健康，因此选择后跟高 2 厘米的鞋比较合适。

选择穿不系鞋带的鞋子

此时弯腰系鞋带对于孕妈妈来说是一件很困难的事，过度弯腰不利于胎宝宝的健康，所以孕妈妈最好选择穿不系鞋带的鞋子，这样就免去了弯腰的麻烦。

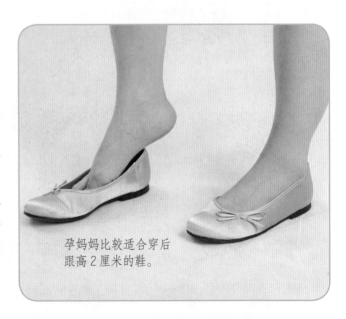

孕妈妈比较适合穿后跟高 2 厘米的鞋。

孕期胀气别担心

不少孕妈妈不管吃什么都胀气，其实这是孕期的正常生理反应，且只是暂时的。感觉胀气时多摄取一些膳食纤维，多喝水，适当运动，有助于缓解胀气。

孕期胀气的原因

孕早期的胀气为激素分泌改变所致。大部分孕妈妈胀气最严重的时候就是在孕早期，还会伴有一些恶心、呕吐的症状，过了这段时间就会慢慢减轻。到了孕中晚期，子宫扩大，压迫消化器官，消化系统会本能地产生气体，这时孕妈妈又会有胀气的感觉了，到孕34周后症状会逐渐减轻。如果孕妈妈本身就有肠胃方面的不适，如便秘、肠蠕动能力较差，或是患有肠胃炎、胃酸过高等疾病，孕期胀气的时间会持续更久。

少食多餐减轻胀气

孕期感觉到胀气时，可以少食多餐，减轻肠胃消化的负担。孕妈妈胀气严重时，不妨将一天吃3餐的习惯改至6~8餐，用每餐分量减少的方式来进食。注意每餐不要进食太多种类的食物，应多选择半固体食物进食，多吃蔬菜、水果等膳食纤维含量高的食物。此外，适当的运动也可以促进肠胃蠕动。如果孕妈妈有便秘的现象，胀气会更加严重，应多喝温开水，促进排便。

胀气会引起打嗝放屁

胀气会让孕妈妈不停打嗝，时不时还会放屁，可能会让孕妈妈觉得有些尴尬，其实在孕期大部分孕妈妈都会有这样的经历。打嗝和放屁主要是激素变化和胀气引起的，细嚼慢咽可以缓解胀气，减少打嗝和放屁现象。

易胀气应避免食用的食物

易产气类食物	豆类和十字花科蔬菜，如西蓝花、甘蓝等，其中含有一种复合糖叫蜜三糖，这种糖比其他种类的糖更难被人体吸收，就会在肠内产生气体
含盐量多的食物	一次性吃盐过量会让身体存水，从而产生胀气。因此要尽量避免高盐食品，如方便食品、油炸食品，尤其是罐装浓汤或方便面，一份这样的食品含有的盐分就接近人体一天的需求量
含糖醇高的食物	糖醇是一种甜味剂，多用于口香糖和其他无糖食品中。糖醇被人体消化吸收的同时也会产生气体
含乳糖高的食物	患乳糖不耐受症的人易胀气，如果喝牛奶1小时内感到胀气或腹泻，甚至更严重，很有可能是乳糖不耐受的症状

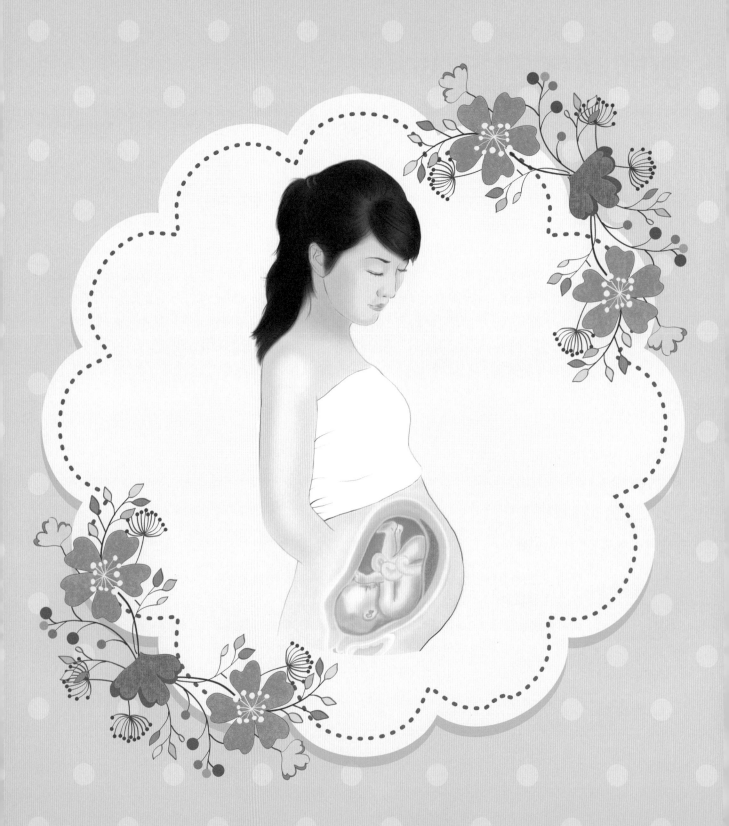

孕7月 孕期不适还真多

现在仍处于舒服的孕中期，不过孕妈妈还是会有不少的困扰，如眼睛干涩和皮肤瘙痒就是会普遍出现的症状。为了胎宝宝的健康，孕妈妈要保持微笑并学会忍耐。

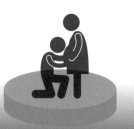

本月生活行动指南

孕妈妈体重变化

本月体重记录：_____
本月计划增加体重：1 500 克

体重控制要点

少吃调味品：很多调料的热量、盐分偏高，放入太多的调料会让孕妈妈摄入不必要的热量和盐分，更容易长胖。

关注胎宝宝发育

孕 7 月的胎宝宝会长到约 37 厘米，体重约 1 000 克，头发约有半厘米长，手指甲和脚趾甲都出现了。胎宝宝每天都在羊水里呼吸，锻炼还没有发育成熟的肺。视网膜已经完全发育完成了，能够区分明暗。现在胎宝宝的皮肤褶皱更多，像个粉红色的小老头儿。他（她）发育良好，像一棵顽强的小树苗，已经在孕妈妈的子宫中深深地扎下根来。

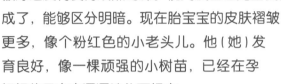

生活起居的宜忌

孕 7 月是孕中期的最后一个月，孕妈妈的腹部隆起更加明显，胎宝宝也快要充满整个子宫了，孕妈妈是不是期待与宝宝见面了呢？

少食多餐防胀气

孕中晚期，孕妈妈最好用少食多餐的方式进食，预防胃胀气。将一天要吃的食物分成 6~8 餐来吃，既不用担心营养不足，又可避免胃部胀气。

穿不用系鞋带的鞋

孕妈妈的腹部变大，弯腰变得困难，系鞋带也就更麻烦了，孕妈妈可以选择好穿脱的、不系鞋带的软底鞋。

不适合睡太软的床

孕妈妈的脊椎和背部承受压力大，而太软的床无法缓解孕妈妈脊椎及背部的压力，会让孕妈妈觉得腰酸背痛。

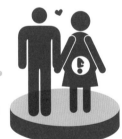

拍摄大肚照时注意安全

此时孕妈妈的肚子又大又圆，正是拍摄大肚照的好时机。孕妈妈在拍大肚照时要注意安全，不登高，不做危险动作，化妆品也要用孕妇专用的产品。

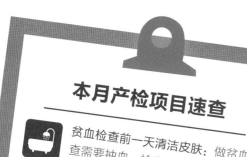

本月产检项目速查

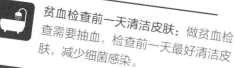

贫血检查前一天清洁皮肤： 做贫血检查需要抽血，检查前一天最好清洁皮肤，减少细菌感染。

不要空腹做心电图： 做心电图检查前，孕妈妈应吃点东西，以免出现低血糖，使心跳加速。

穿易穿脱的衣服： 做心电图时，最好穿容易穿脱的衣服。如果身上有手表、手机，最好取下来。

行动不便，准爸爸帮忙翻身
即将进入孕晚期，孕妈妈的肚子会越来越大，睡觉时连翻身都变得非常费力，准爸爸要主动帮孕妈妈翻身，让孕妈妈睡个好觉。

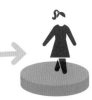

锻炼下肢，预防水肿
孕妈妈平时可以做做抬腿运动，并在工作、生活中经常变换姿势，避免久站、久坐。

选择包腹式内裤
包腹式内裤能够包覆肚子，保护孕妈妈的腹部，还具有保暖效果。

孕期运动宜忌

锻炼腹肌，帮助分娩。 有力的腹肌能预防因腹壁松弛造成的胎位不正和难产。

选择合适的运动地点。 如果条件许可，孕妈妈应尽可能到花草茂盛、绿树成荫的地方运动。这些地方空气清新、氧气密度高，尘土和噪声都较少，对孕妈妈和胎宝宝的身心健康大有裨益。

充足睡眠消水肿。 消除水肿的最好方法莫过于静养，静养可减轻肾脏负担，所以孕妈妈要注意休息。

▼ 孕 7 月细节备忘

▶ **不要用豆浆代替牛奶。** 牛奶主要补充的是钙质和蛋白质，而且 90% 以上能被人体吸收，而豆浆达不到这些效果。

▶ **晚餐控制食量。** 晚上孕妈妈吃得过饱会增加肠胃负担，睡眠时肠胃活动减弱，不利于食物的消化吸收。可以选择粥类、清炒蔬菜、水果沙拉等作为晚餐。

▶ **饭后不立即吃水果。** 如果饭后立即吃水果，先吃的食物会阻滞胃肠对水果的消化，使水果在胃肠内的时间过长，从而引起腹胀、腹泻或便秘。

▶ **不要不吃主食。** 菜和饭都是孕妈妈获取营养素的重要来源，米、面等主食是能量的主要来源，孕中期和孕晚期每天应该摄入足够量的主食。

本月宜吃 & 不宜吃

这个月开始，越来越多的孕妈妈出现了水肿的症状，要注意优质蛋白质和蔬果的摄入。饮食上继续保持清淡，不能摄入过多的盐分，否则会加重身体的水肿程度。

冬瓜利尿消水肿。

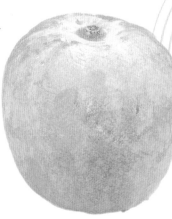

控制血糖和血压是孕妈妈整个孕期都要做的。

冬瓜

孕妈妈有时候会出现足部水肿，假如休息后水肿仍不消失，孕妈妈可选择食疗方法，冬瓜就是很好的选择。

宜

冬瓜消除水肿

洋葱有明显的降血脂作用。

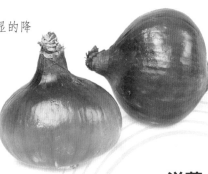

宜

黄鳝富含蛋白质、钙等营养素

黄鳝

黄鳝又称长鱼，是孕妈妈的滋补佳品。黄鳝肉质细嫩，味道鲜美，营养丰富，黄鳝肉中富含蛋白质、钙、磷、铁等营养素。

洋葱

洋葱含前列腺素 A，能抑制高脂肪饮食引起的血脂升高，具有明显的降血脂作用。

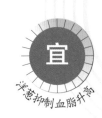

宜

洋葱抑制血脂升高

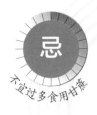

忌

不宜过多食用甘蔗

甘蔗

甘蔗中含有大量蔗糖，孕妈妈食用后，蔗糖会进入胃肠道消化分解，这会使孕妈妈体内的血糖浓度升高。

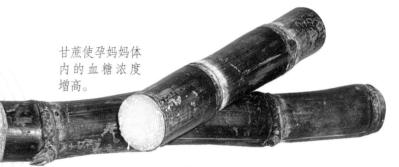

甘蔗使孕妈妈体内的血糖浓度增高。

荔枝

荔枝同桂圆一样也是热性水果，过量食用容易发生便秘、口舌生疮等上火症状，孕妈妈多吃还有可能引起胎动不安。

荔枝易引起上火症状，并使血糖升高。

忌

荔枝易引起上火症状

芦荟

芦荟不仅会导致消化道不良反应，还会促进子宫收缩，易引起腹痛，甚至流产。

芦荟促使子宫收缩，易造成流产。

忌

芦荟可能造成流产

孕妈妈的血糖易升高，所以在选择水果的时候，要排除含糖高的水果。

第25周 保护好宝宝的"粮袋"

本周胎宝宝的皮肤比上周舒展了很多，也变得饱满了；味蕾正在形成，可以品尝到味道了；大脑神经系统发育又一次进入了高峰期，大脑细胞迅速增殖分化，体积增大。

按摩乳房不超过10分钟

孕妈妈多多按摩乳房，可以促进乳腺发育，有利于乳汁分泌和防止乳房下垂。孕妈妈要用较热的毛巾先热敷一侧乳房3~5分钟后按摩，完成之后再敷另一侧，适当的热敷能加强按摩的效果。按摩前涂少量的孕妇专用乳液，整个按摩过程不超过10分钟，以皮肤微微发红为宜。如果有早产先兆，如频繁下腹痛、阴道有血性分泌物及有早产史者，最好不要按摩乳房，或在按摩前咨询下医生。如果按摩乳房时引起频繁宫缩，要停止按摩，及时就医。

孕妈妈可以在每天起床前和临睡前按摩乳房。

及时调换文胸

由于激素水平的改变，孕妈妈的乳房会变大，孕前使用的文胸现在再穿会有些紧，所以在孕妈妈发现胸部有改变的时候就可以开始调换文胸了。挑选新文胸的时候，最好选择无钢圈文胸或运动型文胸，这样的文胸既能承托乳房，还不会压迫乳房，以避免孕期胸部变大后的自然下垂。孕妈妈也可以选择可调整背扣的文胸，这种文胸可以依胸部变化来调整大小，孕妈妈可以根据具体情况自行调整。在怀孕晚期可以考虑选择哺乳型文胸，为产后哺乳做准备。另外，孕妈妈选对文胸后也要正确地穿戴文胸，这样才能最大限度地保护乳房。

第25周注意事项速查

孕25周的时候，孕妈妈的妊娠纹更加明显，皮肤像要被撑裂了似的，可能还会感到有些疲惫。

 不要盲目喝孕妇奶粉

不要既喝孕妇奶粉，又喝其他牛奶、酸奶，或者吃大量奶酪等奶制品，这样会增加肾脏负担，影响肾功能。其次，挑选的时候要看厂家、口味、保质期，最好选择大厂家的孕妇配方奶粉。

 无须过度担心脐带绕颈

如果脐带绕颈松弛，不影响脐带血循环，就不会危及胎宝宝。脐带绕颈的发生率为20%~25%，还有很多胎宝宝脐带甚至绕3圈，也都很好。所以，孕妈妈不要太过担心，以免给自己增加压力。

 外出谨防鲁莽的行人

孕妈妈在外出途中宜慢行，并"眼观六路"。路上行人较多，别人可能注意不到你，这就需要孕妈妈提高警惕，如果对面有行色匆匆的行人走过来，要提前避让，免得他撞过来而躲之不及。

乳房需要护理

孕期对乳房多关注一点点，会让孕妈妈在母乳喂养的路上走得更顺利。适当的孕期乳房护理能够帮助乳腺发育，疏通乳腺导管，从而促进分娩后的泌乳。

坚持支托

女性怀孕后乳房会逐渐增大，孕妈妈以前的文胸就不合适了，但是千万不要为了舒服和方便就放弃戴文胸，而是要根据自身的情况选择合适的文胸，及时调整尺码，坚持穿戴。

经常按摩

乳房在孕期会再度发育，在孕中期时常按摩乳房可以使乳腺导管疏通，有利于产后泌乳。孕妈妈可以由乳房周围向乳头周围旋转按摩，每天早上起床后和睡觉前按摩5分钟即可。注意不要用力过度，如果感觉不适，一定要及时停止。

坚持清洁

注意保持乳房的清洁也是乳房护理的关键一步。清洁乳房不仅可以保持乳腺管的通畅，还有助于增加乳头的韧性，减少哺乳期乳头皲裂等并发症的发生。孕妈妈可以在每天洗澡的时候用淋浴喷头直接对乳房进行冲洗按摩。

坚持护理

为了做好哺乳的准备，孕妈妈可以每天用毛巾进行热敷，以促进胸部血液的循环。如果有乳汁溢出，应用温水清洁干净，保持乳房干爽卫生。

护理乳房，从摒弃这些不良姿势开始

这些不良姿势足以将之前护理带来的好处抵消掉。从现在开始，孕妈妈应和这些不良姿势说"拜拜"。

驼背

时间长了会压迫胸部组织，影响胸部健康。孕妈妈应该保持昂首挺胸的姿势。

弯腰

常常不由自主地塌腰，会增加腰椎负担，阻碍血液循环，进而影响到胸肌的发育。

抱臂

将双手怀抱于胸前会加重胸部负担。平时将手自然垂放于腿两侧，常伸伸懒腰，有助于改善胸形。

伏案

伏案过久对乳房的健康危害很大，所以应避免。

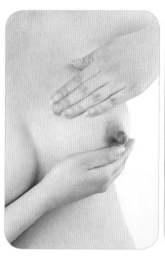
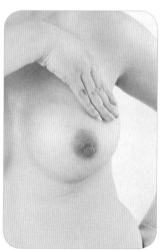

做好孕期的乳房护理除了能为哺乳期做好准备外，还能够改善皮肤弹性，缓解乳房松弛下垂。

第 26 周 做个三维、四维彩超

胎宝宝的听力系统，包括外耳感觉末端感受器，已经和大脑神经连接，对声音更加敏感。胎宝宝还可以睁开眼睛，他的视觉神经开始工作。

做三维、四维彩超前要吃饱

三维、四维彩超一般在孕 24~26 周做最合适。做彩超前不需要空腹，最好是吃好早餐，因为吃饱之后胎宝宝会动得比较厉害，可以看得更清楚。很多医院做三维、四维彩超时需要预约，孕妈妈要提前了解当地医院的情况，别错过最佳时间。

做彩超需要 10~15 分钟

做三维、四维彩超时，医生会看得比较仔细，观察比较全面。如果胎宝宝很健康，且愿意活动，一般 10~15 分钟就够。如果胎宝宝偷懒，不愿意动，也不愿意翻身的话，医生很难看到胎宝宝的所有部位，孕妈妈可以在 B 超室外走动一会儿，喝点水或果汁，和胎宝宝说说话，一两个小时后再进入 B 超室继续检查。此次彩超十分重要，孕妈妈不要心急。

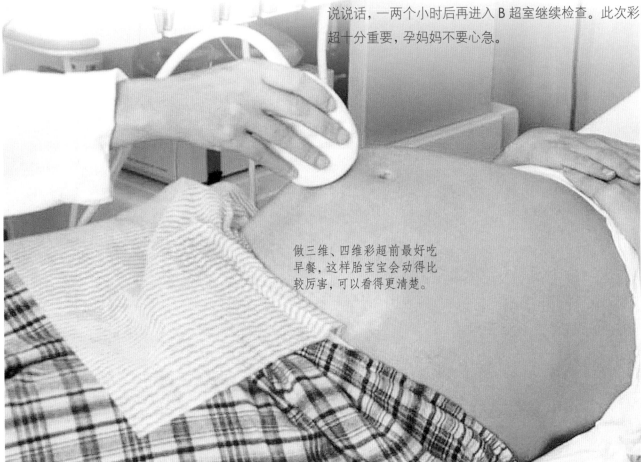

做三维、四维彩超前最好吃早餐，这样胎宝宝会动得比较厉害，可以看得更清楚。

三维彩超和四维彩超都能排畸

三维彩超和四维彩超一样有排畸的作用。很多孕妈妈觉得维度越高越好，想着四维彩超能看得更清楚，都愿意去预约四维彩超。其实三维彩超和四维彩超都是通过仪器中的一个特定的转换软件将观察到的平面的图像换成三维的图片和四维的视频，让看不懂普通 B 超图像的准爸爸孕妈妈能看出胎宝宝的模样和动作。所以如果没能约上四维彩超，用三维彩超也一样可以进行排畸，看清胎宝宝的模样。

第 26 周注意事项速查

孕中期是妊娠糖尿病、贫血的高发期，孕妈妈应按时产检，尽早发现，如果确诊，要积极配合治疗。

 ### 拒绝发泡地垫

许多人喜欢把发泡地垫铺在地板上，这些花花绿绿的发泡地垫也许就是空气污染的源头。抽查显示，市场上 75% 的发泡地垫都属于不合格产品，它们会缓慢释放甲醛，成为居家生活的"定时炸弹"，孕妈妈最好不要使用。

 ### 享受准爸爸的甜蜜按摩

准爸爸或其他家人在生活上要多关心爱护孕妈妈，可以在临睡前（或每天固定时间）给孕妈妈轻轻按摩腰腿，缓解孕期酸痛和水肿，使她放松精神，舒适地进入睡眠。

 ### 用生姜水泡脚

睡前孕妈妈可以把生姜切片加水煮开，待温度降到脚可以承受时用来泡脚。生姜水泡脚不仅能缓解疲劳，还能促进血液循环，帮助入睡。有条件的可以用桶，水量没到小腿肚以上，这对预防腿抽筋也特别有效。

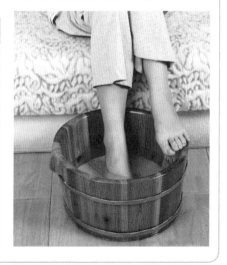

大龄孕妈妈顺产法宝

随着女性年龄的增长，顺产的难度也会越来越大，所以想要顺产的大龄孕妈妈，最好在孕早期就开始准备，为顺产创造条件。

孕期体操

孕妈妈年龄过大，产道和会阴、骨盆的关节变硬，不易扩张，子宫的收缩力和阴道的伸张力也较差，以至于分娩时间延长，容易发生难产。要解决由年龄带来的产道和产力的问题，孕妇体操可助孕妈妈一臂之力。

合理营养，控制体重

孕期饮食应以高蛋白、低脂肪、性质温和的食物为主，不宜过度食补。孕期体重的增加应控制在 12 千克左右为宜。在身体允许的前提下，适当做做家务，每天散散步，都是不错的运动。

增强信心

高龄初产不是剖宫产的绝对指征，多数孕妈妈都可以自然分娩。临产时可以选择"陪伴分娩"，即整个分娩过程中，家人一直陪伴在产妇身边，使分娩过程变得温馨。很多医院都开展了"一对一导乐分娩"，即临产时，由专业的助产士全程陪护在产妇身边，对产妇进行指导、观察，可帮助产妇克服恐惧心理，使分娩顺利进行。

如果检查后医生认为孕妈妈的身体状况不能顺产，应配合医生选择剖宫产，减少对身体的伤害。

去拍美美的大肚照

并不是只有青春少女才能拍艺术照，也不是只有结婚时才能去婚纱摄影店。怀孕这个人生的特殊时期，当然应该拍一辑艺术照，给自己和未来的孩子留下一个永远的纪念。这时候孕妈妈的肚子已经够大了，正是拍大肚照的最佳时期。美丽的孕妈妈那一低头的温柔，别有一番动人的韵味。

拍照时化淡妆

孕妈妈要提前和摄影师或影楼工作人员约好拍摄时间，最好选择比较温暖又不太热的时候。如果是在夏天，最好是在上午或者傍晚时候拍外景。提前一天将头发洗干净，最好不要绑头发。和化妆师沟通好只化淡妆，并尽量缩短化妆的时间。敏感肌肤的孕妈妈最好自带化妆品。

大肚子露出来

既然是拍大肚照，孕妈妈一定要拍一组露出大肚子的照片。有些摄影师为了视觉效果，会要求化妆师在孕妈妈的肚皮上画彩绘。如果不能确定彩绘涂料的质量，孕妈妈最好不要在肚皮上画彩绘。

侧身照凸显腹部曲线。孕妈妈拍照时最好多拍侧身照，这样可以凸显孕妈妈的腹部轮廓。

拍照时，孕妈妈根据摄影师的指导做一些简单的姿势即可，手可以自然叉腰或抱腹，或者拿一些简单的道具，但不要追求高难度动作，拍摄时间也不宜太长。

准爸爸也可以加入拍摄，拍几张幸福的全家福。

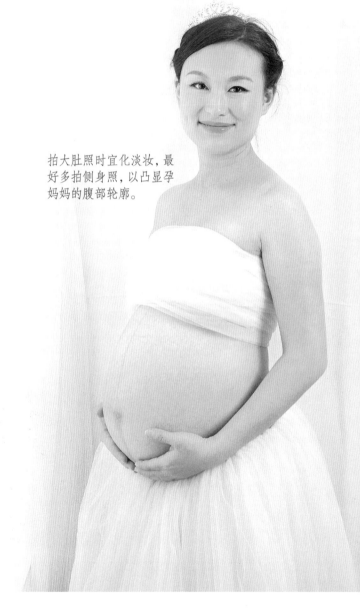

拍大肚照时宜化淡妆，最好多拍侧身照，以凸显孕妈妈的腹部轮廓。

稍做运动，缓解身体不适

孕中期后，由于腹部变化，孕妈妈很容易感到肌肉酸痛，稍做运动，可化解身体不适。

缓解腰酸背痛的运动

孕中期后，孕妈妈因为子宫的增大，身体重心前移，腰背肌肉紧绷，容易腰酸背痛，甚至会蔓延到臀部及大腿。此时，脊椎运动就不可忽视了。脊椎是人们平时很难锻炼到的一个部位，推荐孕妈妈做脊椎伸展运动，这是减轻腰酸背痛的好方法。

运动时需仰卧，双膝弯曲，双手抱住膝关节下缘，头向前伸贴近胸口，使脊柱、背部及臀部成弓形，然后放松，每天坚持练数次。

在日常生活中孕妈妈也不宜久站，不宜提重物，不宜穿高跟鞋，以减轻脊椎的压力。

颈部运动缓解颈肩不适

下巴靠在胸部，头部按顺时针和逆时针方向各转动两次，这个颈部运动可以放松颈部和肩部的肌肉，缓解紧张。

肩部运动缓解上背部疼痛

孕妈妈如果觉得肩部和上臂疼痛，不妨试试下面的运动，可缓解因不良姿势造成的上背部疼痛：两手臂弯曲，手指尖置于肩膀处，肘关节向前做画圈动作，然后再向后做。在工作或做家务的间隙稍做一下这个动作，会有不错的放松效果。

脚踝运动，缓解腿脚水肿

随着胎宝宝体重的日益增加，孕妈妈为了能轻松行走，需要使自己的脚踝关节变得柔韧有力，这时可以做做脚踝运动。脚踝运动既能锻炼脚踝，又能缓解妊娠后期的脚部水肿。

孕妈妈需要躺在床上或地板上，抬起左脚，左右摇摆脚踝并转动脚踝，换右脚重复以上动作。左右脚各做10次。

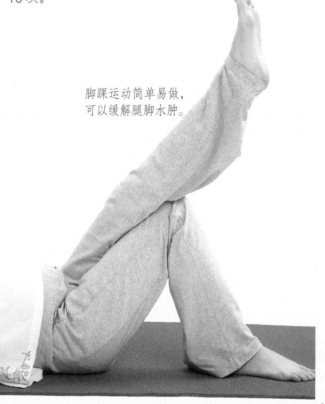

脚踝运动简单易做，可以缓解腿脚水肿。

第 27 周 远离孕期抑郁

胎宝宝的大脑异常活跃，大脑皮层表面开始出现沟回，脑组织也快速分化；头上已经长出了短短的胎发；眼睛已经可以睁开和闭合了；睡眠也变得有规律。

孕期抑郁的症状

如果在一段时间（至少2周）内有以下4种或4种以上症状，则可能已患有孕期抑郁症。如果其中的一两种情况近期特别困扰孕妈妈，则必须引起高度重视。

* 不能集中注意力。
* 焦虑。
* 极端易怒。
* 睡眠不好。
* 非常容易疲劳，或有持续的疲劳感。
* 不停地想吃东西或者毫无食欲。
* 对什么都不感兴趣，总是提不起精神。
* 情绪起伏很大，喜怒无常。

导致孕期抑郁的原因

怀孕期间体内激素的变化将使孕妈妈比以往更容易感觉焦虑。因此，当孕妈妈开始感觉比以往更易焦虑和抑郁时，应提醒自己，这些都是怀孕期间的正常反应，以免为此陷入痛苦和失望的情绪中不能自拔。

其他一些容易导致孕期抑郁症的诱因有：家族或个人的抑郁史。如果家族中或孕妈妈本人曾有过抑郁史，那么当孕妈妈怀孕时，就更容易患上孕期抑郁症。人际关系方面出现问题，也是孕妈妈在孕期和产后患抑郁症的主要原因之一。如果与准爸爸关系紧张，并且已无法自行解决问题，那么最好找亲人帮忙调解或咨询相关专家。

第 27 周注意事项速查

最近几周，孕妈妈的血压会稍高一些，乳房也可能会分泌出少量乳汁，属正常现象。

 不要去人多的地方

孕妈妈一旦受到严重的外力撞击，就会引起胎宝宝剧烈的胎动，甚至造成流产、早产等情况。因此孕妈妈应该少去人多的地方，减少被碰撞到的机会，并且减少大运动量的活动。

 进行光照胎教

现在胎宝宝能够辨别明暗了，可以每天定时用手电筒通过腹壁照射胎宝宝，反复关闭、开启手电筒，注意胎动的变化是增加还是减少。这个时候对胎宝宝进行光照胎教可以训练胎宝宝的视觉功能，让他出生之后拥有良好的视力。

 不要用开水冲调营养品

滋补饮料加温至60℃~80℃时，其中大部分的营养成分会发生变化，如果用刚刚烧开的水冲调，会因温度较高而大大降低其营养价值。

不宜用开水冲调的营养品有：孕妇奶粉，含有多种维生素、葡萄糖的滋补营养品。

远离孕期抑郁的小窍门

和准爸爸多多交流

保证每天有足够的时间和准爸爸在一起，并保持亲密的交流。如果身体允许，可以考虑一起外出度假，尽可能营造温馨的家庭环境。这样可以保持良好的心情，让孕妈妈对以后怀孕的日子和宝宝出生后的时光充满期待和向往。

把坏情绪表达出来

向亲人和朋友们说出自己对于未来的恐惧和担忧，告诉他们自己对怀孕感到恐慌和害怕。孕妈妈处在怀孕的非常时期，特别需要亲人和朋友的精神支持。而当他们了解孕妈妈的感受时，一定会给予孕妈妈想要的安慰和帮助。

深呼吸放轻松

时时注意调整情绪。感到压力大的时候，深呼吸，充分睡眠，注意补充营养。如果孕妈妈仍然感觉焦虑不安，可以考虑和其他孕妈妈一起去户外散步聊天或进行冥想，这些都可以帮助孕妈妈保持心神安定。

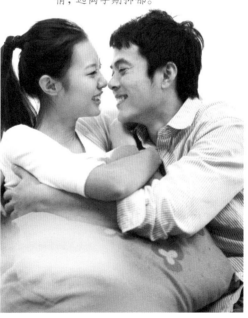

和准爸爸多多交流可以让孕妈妈保持良好的心情，远离孕期抑郁。

转移注意力

孕妈妈可以在孕期为胎宝宝准备一些出生后要用的东西，比如衣服、帽子和鞋袜等，看着这些可爱的小物品，想着宝宝出生后的幸福生活，孕妈妈会感觉心情愉快，对缓解孕期抑郁有帮助。

"吃"走孕期抑郁

对于怀孕中情绪容易起伏的孕妈妈，以下这些食物，可以缓解孕妈妈的不良情绪。

香蕉

香蕉中的生物碱可以振奋精神；香蕉中的色氨酸和维生素 B_6，可以帮助大脑制造愉悦心情的血清素。而且孕妈妈每天吃 1 根熟香蕉，还可以缓解便秘症状。

菠菜

即使度过了孕早期，孕妈妈也不要忽视叶酸的作用。缺乏叶酸会导致脑中的血清素减少，持续 5 个月以上会出现健忘、焦虑等症状。孕妈妈不妨多吃些富含叶酸的菠菜，但是凉拌时要把菠菜焯熟。

牛奶

温热的牛奶有镇静、缓和情绪的作用，可以帮孕妈妈减少紧张、暴躁和焦虑的情绪。如果睡前喝牛奶导致孕妈妈起夜次数增多，可以把牛奶放在早餐时喝。

鸡肉

当体内缺乏维生素 B_{12} 时，会出现恶性贫血、食欲不振及记忆力减退等问题，而鸡肉中富含维生素 B_{12}，可以多吃鸡肉。但是孕妈妈不要吃炸鸡，否则会导致热量过剩，煲鸡汤会更好。

对孕妈妈来说，家人尤其是准爸爸的理解和安慰是缓解孕期抑郁的良药。

第 28 周 开始为宝宝准备物品吧

胎宝宝还在努力地练习呼吸运动，但他的肺叶还没有发育完全。现在他最喜欢的就是孕妈妈的声音，如果和他对话，他会以胎动来回应。

向有经验的妈妈取经

很多孕妈妈觉得什么东西都需要买，等到宝宝出生后才发现买了很多不实用的东西。所以孕妈妈在买东西之前，最好向有经验的妈妈们取取经，问问她们在做生产准备的时候，什么东西是要多准备的，什么是不需要买的，再根据她们的建议购置。

暂时可以不买的

不要想在生产前把宝宝出生以后很长时间内需要用的东西都预备齐了。把月子内需要的物品备齐了就行，如果想从容些，物品准备到宝宝 3 个月用的就足够了。暂时不用的可以先不买。

一个品种不要买太多

宝宝长得快，婴儿装很快就穿不上了，小号的奶嘴、纸尿裤也会很快过渡到中号或大号，加上季节更替，一个品种准备多了，用不上反而浪费。

宝宝用品一览表

喂养用品	奶瓶、奶瓶刷、配方奶(小袋即可，以防母乳不足)、小勺
婴儿护肤	婴儿爽身粉、婴儿护臀霜、婴儿湿巾、最小号纸尿裤或棉质尿布、隔尿垫、婴儿专用棉签
服装用品	"和尚领"内衣、连体服、护脐带、小袜子、婴儿帽、出院时穿的衣服和抱被(根据季节准备)

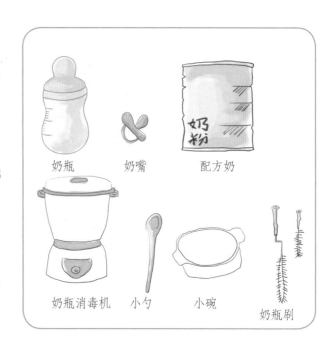

奶瓶　　奶嘴　　配方奶

奶瓶消毒机　小勺　小碗　奶瓶刷

直接说出自己的需求

对好友或家人，可以在他们征求意愿时，直接把需要告诉他们，既让他们省事，孕妈妈也得到了自己需要的东西，还能避免礼物的雷同。此外，如果亲戚或好友家有宝宝，一些宝宝衣服和物品，只要质量好，都可以拿过来洗干净晒过并消毒之后使用，能够节省不少开支。

第28周孕期注意事项速查

孕28周，因子宫底已上升到肋骨下缘，孕妈妈会明显感觉呼吸困难。

 ### 起身不要太猛

孕妈妈现在已是"大腹便便"了，一般情况下，孕妈妈在妊娠20周之后的日常生活中不能有过大的动作幅度。尤其是在孕妈妈起身的时候，须缓慢有序，以免腹腔肌肉过分紧张。

 ### 不要长时间徒步行走

适当的徒步行走可增强腿部和腹部肌肉，预防静脉曲张。但是要适度，不可长时间徒步行走，如果在行走途中感觉呼吸急促、全身乏力，就应马上停止，找最近的凳子坐下休息。徒步行走时最好有家人陪伴，防止发生意外。

 ### 一定要吃早餐

有些孕妈妈上班为了赶时间，常常会顾不上吃早餐。如果直到中午才吃饭，不仅会影响营养的摄入，让孕妈妈面临低血糖的风险，还会刺激胃部，产生消化道疾病。为了自己和胎宝宝的健康，孕妈妈应尽量吃完早餐再上班。

注意防雾霾

在雾霾天气里，孕妈妈应该尽量减少外出，尽可能将雾霾对自己和胎宝宝造成的伤害降到最小。

尽可能待在室内

如果室外雾霾严重，那么孕妈妈最好减少外出，并在室内使用空气净化器来改善空气质量，用加湿器来抑制空气中的颗粒物，并保持合理的室内相对湿度。不过孕妈妈要注意定期更换空气净化器和空调的滤芯，防止细菌滋生。

外出要佩戴口罩

如果必须要在雾霾天出门，则需要准备口罩。便利店或超市中有专门的防雾霾口罩，它能过滤掉空气中的大部分颗粒物和有害物质。孕妈妈一定注意选择正规厂家生产的口罩，并在使用一段时间后及时更换。

如果要开车

需要在雾霾天驾车出门的孕妈妈，可以将车内的空调调到车内循环模式，并关闭所有的车窗。如果能见度比较低，一定要打开车灯，谨慎慢行，保证行车安全。

回家就洗手洗脸

孕妈妈外出回来后，要及时清洗双手和脸，尤其注意清洁嘴巴和鼻子。平时注意多喝水，多吃点清肺的食物，比如百合、枇杷、梨、木耳、蜂蜜等。

如果因雾霾引起了呼吸系统疾病，孕妈妈要及时就医诊治，不要自行用药，也不要不当回事。

准爸爸的陪伴很重要

漫长的孕期时光，因为有了准爸爸的陪伴，显得格外珍贵和甜蜜。当孕妈妈真正把怀孕当成一种享受的时候，孕妈妈和胎宝宝是最健康的。

陪孕妈妈一起做产检

陪同孕妈妈去做产检是准爸爸义不容辞的责任，不但可以在精神上给孕妈妈以安慰，而且能让孕妈妈感受到准爸爸的爱和责任。让孕妈妈感受到准爸爸爱护自己，关心自己，关心胎宝宝，这样孕妈妈心里就会觉得温暖，心情也会好。孕妈妈心情好了，肚子里的胎宝宝也会发育得好，所以陪孕妈妈产检不但可以体现一个男人的责任心，还能为将来生一个健康的宝宝奠定基础。

另外，陪孕妈妈去医院做产检，准爸爸可听到胎宝宝的心跳，或透过B超亲眼看到胎宝宝，这是一种很美妙的体验，还能给孕妈妈安心、幸福的感觉。若有不乐观的情况出现，也能共同分担、商量，并做出适当的决定。

陪孕妈妈做运动

随着体重的增加，孕妈妈的肚子越来越大，身体懒懒的，不愿意运动。这时，准爸爸可要做好监督和陪练的工作。因为孕妈妈进行适当的运动既能控制体重，又能提高身体的免疫力，还能改善各种孕期不适。早上起床后或者晚饭后，陪孕妈妈做做孕妇操或瑜伽，哪怕只是简单地散散步，都能起到锻炼的作用。

和孕妈妈一起旅游

孕妈妈不宜独自出门，而与一大群陌生人做伴也是不合适的。最好是由准爸爸、其他家人或好友等陪伴前往，这样不仅会使旅程愉快，当孕妈妈觉得累或不舒服的时候，也有人可以照顾。

陪孕妈妈一起参加孕期课堂

陪孕妈妈一起参加孕期课堂，可以增加准爸爸对怀孕及生产的认识，还可以指导孕妈妈做产前运动和练习拉梅兹呼吸法，使生产更顺利，更可降低孕妈妈的焦虑，知道准爸爸随时在身旁支持，会增加孕妈妈勇敢面对生产的信心。

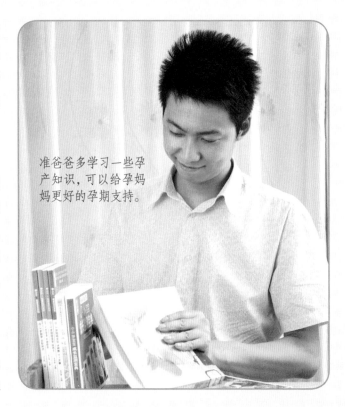

准爸爸多学习一些孕产知识，可以给孕妈妈更好的孕期支持。

准爸爸要避免这些错误

妻子怀孕后，有的准爸爸小心照护，有的准爸爸则大大咧咧，照护不周。准爸爸的行为往往会直接影响孕妈妈和胎宝宝的健康，因此准爸爸要时常审视自己的一举一动。

对孕妈妈过度保护

妻子怀孕了，准爸爸会特别关心，认为孕妈妈活动越少越安全，吃得越多越营养。家务活全包下来，什么也不让孕妈妈干，甚至有些准爸爸还不让孕妈妈上班。其实孕妈妈活动过少，会使体质变弱，不利于胎宝宝的生长发育。孕妈妈缺乏锻炼，还会使腹肌收缩力减弱，分娩时产力不足，不利于顺产。

给孕妈妈施加压力

有的准爸爸忙于工作，对孕妈妈在生活、饮食上不够关心，特别是精神上的关心和体贴不够。

孕期愉悦、轻松的情绪，准爸爸的体贴、关心对于孕妈妈来说十分重要，准爸爸不要给孕妈妈施加压力，多给她一些关爱，这样才会生出一个健康、聪明的宝宝。

有不良嗜好

很多准爸爸在计划怀孕时能远离烟酒，可是一旦怀上了，就不严格约束自己了，开始偷偷吸烟、喝酒。事实上，孕妈妈对烟味、酒味特别敏感。另外，准爸爸还要检讨一下自己有没有其他不良习惯，例如不刮胡子、不注意卫生等，这些都可能对孕妈妈的健康和心情产生不利影响。

性生活不节制

在孕期的前3个月和后3个月里，为了避免流产和早产，应绝对禁止性生活，即使在相对安全的孕中期也要有所节制。

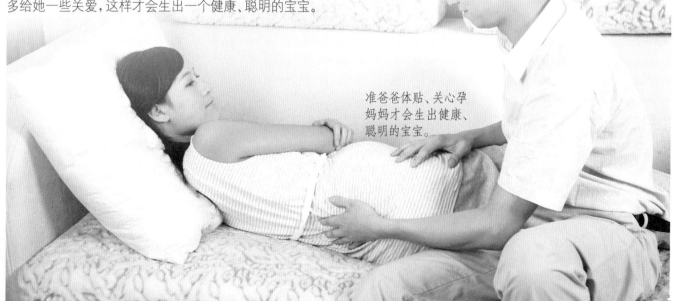

准爸爸体贴、关心孕妈妈才会生出健康、聪明的宝宝。

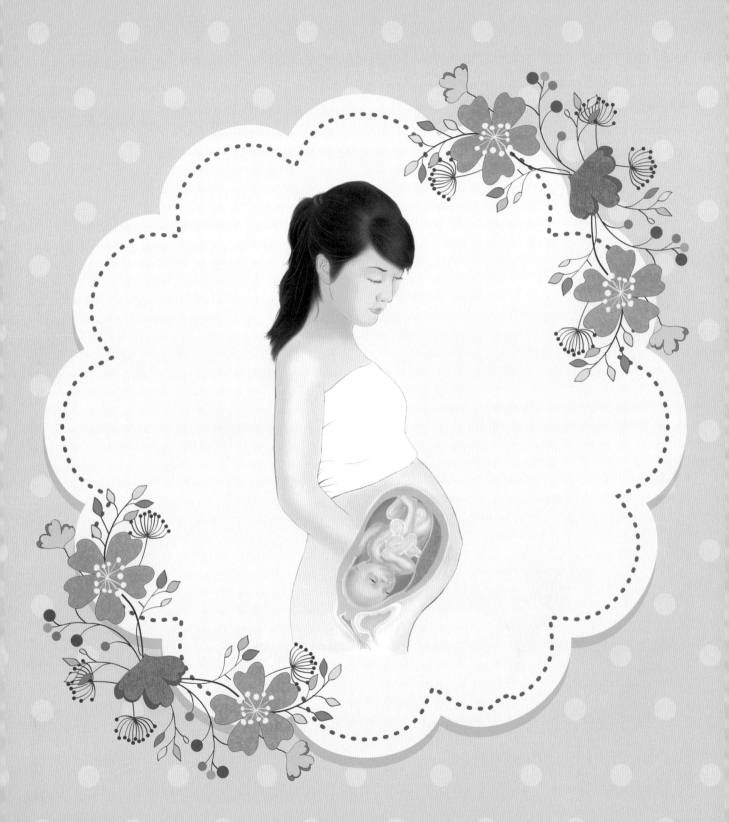

孕8月 全面备战，预防早产

为了腹中的胎宝宝，孕妈妈要忍受失眠、疲劳的困扰，但是只要宝宝平安，对孕妈妈来说，就是莫大的幸福。

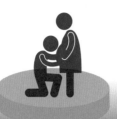

本月生活行动指南

孕妈妈体重变化

本月体重记录：＿＿＿＿＿＿＿
本月计划增加体重：1 600 克

体重控制要点

防止营养过剩：营养过剩可导致胎宝宝巨大和孕妈妈患肥胖症，还可使孕期患妊娠高血压疾病和难产的概率增加。

关注胎宝宝发育

孕 8 月的胎宝宝身长约 40 厘米，体重约 1 700 克，随着皮下脂肪的堆积，胎宝宝的皮肤颜色变深，身体显得胖乎乎的，脸部仍布有皱纹，大脑增大，神经调节更为活跃，能够自行调节体温和呼吸了，感觉器官已经发育成熟。因为个子变大，胎宝宝在宫内的活动空间减少了，现在胎宝宝在宫内的位置大多数转成头部朝下，为将来的出生做好准备。

生活起居的宜忌

从本月开始进入孕晚期，胎宝宝进入了快速发育阶段，身长、体重都越来越接近新生儿了，而且孕妈妈的肚子也越来越大，可能会因此造成孕妈妈行动吃力，这些都是孕 8 月正常的变化。

产检 2 周进行一次

进入孕晚期了，产检次数变为每 2 周一次，这是为了更好地了解胎宝宝在孕妈妈子宫里的状态。

确定分娩医院

因为每家医院的产检内容不同，所以要尽早确定分娩的医院。

减少对乳头的刺激

孕晚期后，孕妈妈应减少对乳头的刺激，以免引发早产。

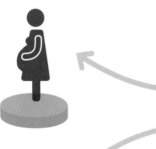

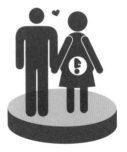

睡前泡脚

孕晚期，膨大的腹部压迫下肢，易引发水肿，晚上也睡不踏实，孕妈妈可以在睡前用热水泡脚，缓解一天的疲劳。

本月产检项目速查

 不用担心骨盆测量：骨盆测量可以检查骨盆的大小和形态，判断是否适合顺产，此外还可经阴道检查胎位，及时纠正胎位不正。孕妈妈应做好心理准备，不用觉得尴尬。

 选好姿势做胎心监护：因为胎心监护要持续一段时间，所以孕妈妈在胎心监护时要选择一个舒服的姿势进行检查，避免平卧位。

孕期运动宜忌

 起床动作要缓慢。到了孕晚期，为了避免发生意外早产，任何过猛的动作都是不允许的。

 出门要带手机。当外出身体出现不适时，可以拿起手机给家人或医生打电话；当运动后体力不支时，可以打电话叫家人来接。

 不要逞强爬楼梯。爬楼梯促进顺产的方法并不科学。孕晚期过度爬楼梯不安全，而且容易引起早产。

保护好腹部
孕晚期，孕妈妈要注意保护好腹部，不要挤压腹部、不要提重物、不要从高处拿东西。

了解分娩知识
学习一些分娩知识，可以更多地了解分娩过程，消除对分娩的恐惧。

多喝水，防便秘
孕晚期，胎宝宝更大了，他会压迫孕妈妈的直肠，造成孕妈妈便秘。

▼ 孕 8 月细节备忘

▶ **吃鱼防早产。**鱼肉中含有丰富的蛋白质和脂肪酸，孕妈妈在孕晚期经常吃鱼可帮助胎宝宝成长，降低新生宝宝体重不足的发生概率。

▶ **补铜防胎膜早破。**如果孕妈妈体内铜元素水平低，就极易导致胎膜变薄，弹性和韧性降低，从而发生胎膜早破。从孕 7 月到宝宝出生，孕妈妈对铜的需求量约增加 4 倍。

▶ **保证碳水化合物的摄入量。**本月胎宝宝会在肝脏和皮下储存脂肪，如果碳水化合物摄入不足，将分解孕妈妈体内的蛋白质和脂肪，导致蛋白质缺乏或酮症酸中毒。

▶ **不要天天喝浓汤。**过多的高脂食物不仅让孕妈妈身体发胖，也会导致胎宝宝过大，造成分娩困难。

本月宜吃 & 不宜吃

本月，孕妈妈要适当多吃一些富含维生素的食物，不仅有利于胎宝宝的发育，也利于顺产。除此之外，孕妈妈也要注意防止营养过剩，避免摄入太多高热量的食物，导致体重增长过多、过快。

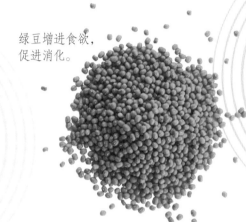

绿豆增进食欲，促进消化。

孕晚期的胎宝宝开始在体内存储营养，孕妈妈对营养的需求量会增加。

绿豆

绿豆中赖氨酸的含量高于其他食物。赖氨酸是一种人体必需的氨基酸，是合成蛋白质的重要物质。

宜

绿豆促进消化

宜

黄豆芽保证胎宝宝正常发育

黄豆芽

黄豆芽富含蛋白质，胎宝宝的生长发育离不开蛋白质，它是胎宝宝细胞分化、器官形成的最基本物质。

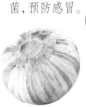

蒜可以抵抗病菌，预防感冒。

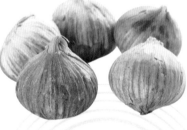

蒜

蒜有较强的杀菌作用，孕妈妈常吃可以预防感冒的发生。

黄豆芽富含蛋白质。

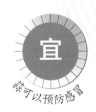

宜

蒜可以预防感冒

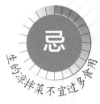

生的凉拌菜

孕妈妈做凉拌菜的时候，最好先用沸水将蔬菜焯一下，高温杀菌后再吃比较安全。

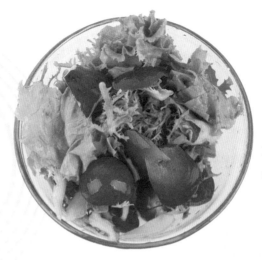

用沸水将蔬菜焯一下，高温杀菌后再吃比较安全。

酒精易造成胎宝宝中枢神经系统发育障碍。

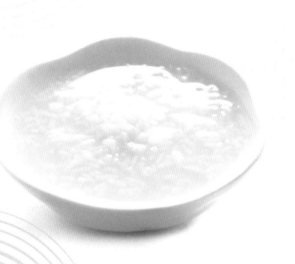

糯米甜酒

糯米甜酒和酒一样，都含有一定比例的酒精。与普通白酒不同的是，糯米甜酒中酒精浓度较低。

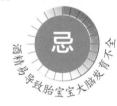

过量坚果

坚果多是种子类食物，富含蛋白质、油脂、矿物质和维生素，但油性较大，过量食用易引起消化不良。

坚果油性比较大，过量食用容易引起消化不良。

如果坚果出现了霉变或异味，孕妈妈坚决不要食用。

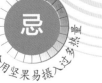

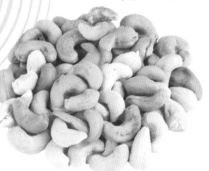

第 29 周 感觉腹胀要注意休息

胎宝宝的大脑和内脏器官继续发育中，因为脑的沟回增多，神经细胞之间的联系使得脑的作用加强了，还能调控呼吸和体温，对光线、声音和味道的感觉更强了。虽然胎宝宝爱运动，但日益增大的身体已经限制了他在子宫内的活动范围。

敏感的孕妈妈容易受腹胀影响

腹胀表现为腹部不适，有膨胀感，孕晚期的腹胀多是生理性的，腹胀时会引起子宫收缩。不过每个孕妈妈的状况不同，有的感觉明显，有的则没什么感觉，这都是正常的，所以孕妈妈不要因为自己的情况与其他人不同而太过担心。一般比较敏感的人就比较容易受腹胀影响。另外，皮下脂肪少的人，由于腹腔空间较小，腹胀的影响也会比较大。

感觉腹胀马上休息

无论是否为正常的生理性腹胀，孕妈妈首先要做的就是坐在椅子上安静地休息一下，最好能躺下。一般孕妈妈容易在晚上感觉腹胀，这是由一天的疲劳导致的，一定要早点休息。很多孕妈妈也会在早上醒来时感觉腹胀，这是因为刚醒来时各种感觉比较敏感，或者是对将要开始的一天感到紧张。这时，孕妈妈不要着急起床，稍微休息一下，感觉好点后再起床。

第 29 周注意事项速查

不规律的宫缩时有发生。如果宫缩频繁，有可能早产，需立即就医。

 做音乐胎教时注意音量

胎教成功的秘诀，是相信自己宝宝的能力，以及对宝宝倾注爱心和耐心。进入孕 8 月，孕妈妈仍要坚持做胎教。需要提醒的是，做音乐胎教时音量不宜太大。有的孕妈妈会把播放器的音量调得很大，或将耳机直接放在肚皮上，这种做法会对宝宝的听觉系统造成直接的伤害。

 提前布置宝宝的房间

孕妈妈可以和准爸爸一起提前为宝宝准备好他自己的房间。在整个儿童期，宝宝可能使用同一个房间，所以房间的装饰必须能与宝宝一起成长，可参照以下方法来布置宝宝的房间：
1.简单的背景颜色，时尚的点缀，使其可以随宝宝的成长随时更换。
2.家具必须结实圆滑，有足够伸展的空间。

 不要用豆制品替换牛奶

有些孕妈妈不喜欢牛奶的味道，不愿意喝牛奶，认为豆制品营养也很丰富，就用豆制品来代替牛奶。其实这种做法是不科学的，大豆里含的钙量有限，豆制品中的含钙量多少不一。虽然鼓励孕妈妈吃豆制品，但是不鼓励用豆制品替换牛奶。牛奶一定要喝够，这样不仅可以补蛋白质，而且可以补钙。

腹胀不会让胎宝宝缺氧

腹胀时，子宫处于收缩状态，这时提供给胎宝宝的氧气会略微减少，有的孕妈妈担心这种感觉会使胎宝宝难受。实际上，子宫的收缩是一紧一松的，即使氧气循环会有片刻的减少，富含氧气的血液又会马上补充进来，所以胎宝宝并不会有什么难受的感觉。

与孕妈妈的担心相反，正常的生理性腹胀反而会刺激、促进胎宝宝的发育。对于肚中的胎宝宝来说，子宫的收缩就像是妈妈在轻拍着逗他玩一样，反而会觉得有趣。包括上面提到的氧气量的增减，这些刺激反而会促进胎宝宝大脑的发育。孕妈妈放松心情，保持平静的心态即可。

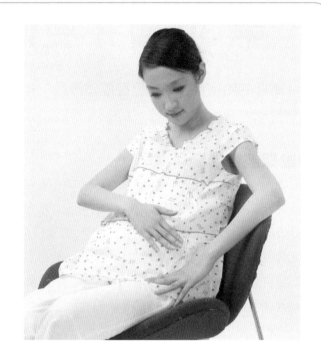

产前培训班预演分娩

产前培训课包括孕产课和育儿课。怀孕一两个月就可以开始上了，但大部分孕妈妈都是在怀孕六七个月时才开始上，正规的分娩课都有固定的课程安排。

了解生产时的状况

产前培训班会将孕妈妈产前可能出现的种种状况解释给孕妈妈听，并告诉孕妈妈相应的解决方法，避免临盆的时候担惊受怕。在上产前培训班的时候，孕妈妈要多听多记笔记，有问题及时问。

适当的运动

在产前培训班，孕妈妈可以学会一些简单的运动，通过这些运动，能够缓解手脚水肿。如果准爸爸有时间，可以让准爸爸一起参与课程，一起运动。

学习缓解生产疼痛的方法

有些产前培训班会进行分娩预演。通过预演，孕妈妈可以了解到很多产妇的生产经验，尤其是对第一次怀孕生产的孕妈妈来说，切实有用的、缓解生产疼痛的方法能帮助孕妈妈轻松完成分娩。

学习产妇和新生儿的护理

除了孕期的各种注意事项外，产前培训班还会开设专门的课程教授孕妈妈及陪护人员产后护理和养育婴儿的方法，并根据分娩的季节选择相应的注意事项重点讲解，让孕妈妈对产后育儿不再迷茫。

第 30 周 不要再出远门了

本周的胎宝宝，眼睛已经能够睁合，骨髓开始造血，脚趾也在生长，头发越来越密，大脑和肺继续发育。

孕晚期旅行容易导致早产

孕晚期长途旅行，孕妈妈会因乘车时间过长、体力消耗过度、食欲不佳、睡眠不足等诱发疾病，加上不良环境因素的作用（如路途颠簸、天气变化、环境嘈杂、乘车疲劳等）也会对孕妈妈的心理产生负面影响，不利于胎宝宝的生长发育，甚至会导致早产。建议孕妈妈在孕晚期不要出远门，以保障孕妈妈和胎宝宝的安全，避免旅途中突然临产从而增加危险。

孕晚期不要搭乘飞机

如果孕妈妈必须出行，一定要注意交通工具的选择，如果不算太远的话，尽量选择私家车，并且走市区道路，最好提前了解沿途的医院。

处于孕晚期的孕妈妈不要坐飞机。航空部门也有相关的规定，怀孕达 8 个月不足 9 个月的孕妈妈，需要在乘机前 72 小时内提供省级以上医疗单位盖章的《诊断证明书》，经航空公司同意后方可购票乘机；而怀孕超过 9 个月（36 周）的孕妈妈，不被接受购票乘机。美国国内航空法也规定孕妈妈从孕 36 周开始不得搭乘飞机。因为在飞机上一旦出现意外情况，很难保证孕妈妈和胎宝宝的安全。

第 30 周注意事项速查

孕 30 周，随着胎宝宝的生长，孕妈妈会感到身体越发沉重，行动也越来越吃力。

 不要迷信"胎梦"

"胎梦"是指做与怀孕和宝宝出生有关的梦。但是到目前为止，对胎梦的解析还没有任何科学依据。迷信胎梦的内容反而会对孕妈妈的心理产生影响，不利于情绪的稳定。定期产检，关注胎宝宝的健康才是最重要的。

 学会听胎心音

取脐部上下左右 4 个部位，每天 1 次，每次听 1 分钟。正常胎心跳动一般在每分钟 120~160 次。若每分钟胎心跳动大于 160 次或小于 120 次，或胎心跳动不规律，可等一段时间后重新听，如仍不正常，建议去医院检查。

 勤修指甲

孕妈妈一定要勤修指甲，避免留长指甲。因为长指甲易藏污纳垢，指甲缝里会隐藏大量的病菌，如不慎抓破皮肤，可能引起感染。比如，做乳头按摩时易损伤皮肤，引起感染；碰触内裤时可能会使病菌进入阴道，使孕妈妈受到病菌侵害。

了解孕晚期疼痛

进入孕晚期，孕妈妈慢慢感觉没有那么轻松了，身上的疼痛出现得更为广泛、频繁。

耻骨分离痛

孕晚期为适应胎宝宝身体日益增大的需求，耻骨联合间隙会增宽，这种耻骨联合分离所致的疼痛，一般人是可以忍受的。若大幅度耻骨错位，导致韧带拉伤、水肿、行走困难，就必须卧床休息。定期产检、了解耻骨分离情况、加强体育锻炼、增强肌肉与韧带张力和耐受力是有效的预防办法。

外阴痛

孕晚期孕妈妈可能会出现外阴静脉曲张，表现为外阴部肿胀，皮肤发红，行走时外阴剧烈疼痛。预防的关键在于避免长期站立，避免穿过紧的裤、鞋、袜，不用过热的水洗澡。局部冷敷可减轻疼痛。

坐骨神经痛

坐骨神经痛与胎宝宝下降入骨盆、压迫坐骨神经有关。改善这一症状的办法主要有：选择自己感觉舒适的体位和睡眠方式，避免同一姿势站立过久，尽量不要举重物超过头顶。

脊柱痛

孕晚期随着子宫日渐增大，孕妈妈身体重心渐渐前移，形成孕妈妈特有的挺腹姿势，这种姿势易造成腰部脊柱过度前凸，引起脊柱痛。预防方法是注意休息，避免长时间站立或行走。

胸痛

位于肋骨之间，如同神经痛，但无确切部位，与孕妈妈缺钙、膈肌抬高、胸廓膨胀有关。适量补充钙可以得到缓解。

腹痛

在孕晚期，孕妈妈夜间休息时，有时会因假宫缩而出现下腹阵痛，通常持续仅数秒钟，间歇时间长达数小时，白天症状即可缓解，但腹部不会有下坠感。一般来讲这是正常现象，不需要特殊治疗，左侧卧睡有利于缓解腹部疼痛。

很多孕期疼痛是生理性的，孕妈妈们无须担心，孕期过后将会自行消除。

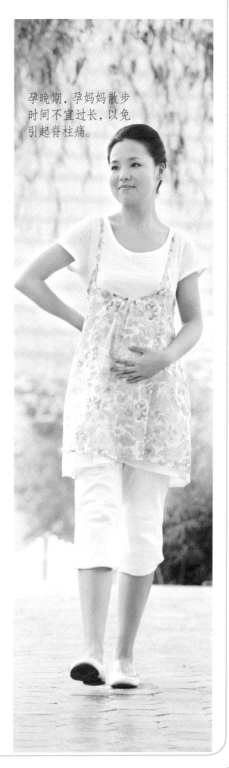

孕晚期，孕妈妈散步时间不宜过长，以免引起脊柱痛。

第 31 周 摸摸看，胎位正常吗

由于大脑和神经系统的发育，胎宝宝对肌肉、四肢的控制更加熟练，能够把头从一侧转向另一侧。各个器官继续发育完善。

正常胎位

正常胎位时，胎宝宝的头可以在下腹的中央，即耻骨联合上方摸到，如果在这个部位摸到圆圆、较硬、有浮球感的部位，那么就是胎头。孕妈妈可以在产前检查的时候向医生学习这种检查方法。

不正常胎位

在上腹部摸到胎头，下腹部摸到宽软的东西，表明胎宝宝是臀位，属于不正常胎位。在侧腹部摸到呈横宽走向的东西为横位，也属于不正常的胎位。即使胎位纠正过来，以后也要持续监测，以防再发生胎位不正。

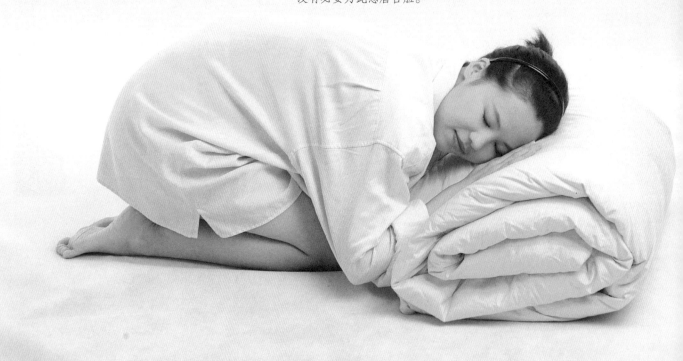

胎位不正是常见现象，通过一些手法可以纠正胎位，孕妈妈没有必要为此愁眉苦脸。

第 31 周注意事项速查

孕 31 周，由于子宫还在继续增大，宫底上升，孕妈妈会感到呼吸越发困难，胃也不舒服，不过过几周会有所缓解。

 多活动双手

在夜晚或早晨刚醒来时，孕妈妈可能会觉得手指、手腕、手臂疼痛、麻木，这是孕妈妈手部血管的压力增加所致。孕妈妈可以在睡觉的时候借助枕头把胳膊垫起来。如果孕妈妈现在还需要经常敲键盘或在装配线上工作，记得要在休息的时候伸展一下双手。

 遵医嘱使用抗生素

如果孕妈妈得了某种感染性疾病，却拒绝服用抗生素，那么胎宝宝受到的伤害要远比药物带来的副作用严重得多。所以，孕妈妈要在医生的指导下，正确选用抗生素，做到既能治疗孕妈妈的疾病又不影响胎宝宝的健康。

 保持外阴清洁

孕期越往后，孕妈妈越会感觉阴道分泌物增多，此时要注意外阴清洁卫生，每天用温开水清洗外阴，内裤要勤换勤洗，以避免细菌感染。

孕妈妈不要用药水冲洗外阴，以免破坏自有的平衡导致细菌感染，对胎宝宝造成伤害。

胎位不正的纠正方法

胎位正常与否关系到孕妈妈的分娩方式，所以如果胎位不正，就要及时纠正，如果无法纠正，则需要提前入院，选择安全的分娩方式。

胸膝卧位法

适用于怀孕 30 周后，胎位仍为臀位或横位者。于饭前或饭后 2 小时，或于早晨起床及晚上睡前做，应先排空膀胱，松开裤带，双膝稍分开（与肩同宽）跪在床上，双腿蜷成直角，胸肩贴在床上，头歪向一侧，双手放在头的两侧，形成臀部高头部低的姿势，两者高低差别越大越好，以使胎儿头顶到母体的横膈处，借重心的改变来纠正胎儿方位。每日做 2 次，每次 15~20 分钟，一周后复查。要在医生指导下进行。

外倒转术

医生会考虑从外部让胎儿来个 180°的翻转，然后用腹带把腹部包裹起来，维持头位。当然这种方法必须由医生来操作，自己不能擅自进行。其做法是用手在腹壁上摸到胎儿的头后，把胎儿的头慢慢转到骨盆腔里，再把臀部推上去。这种方法适用于腹壁松弛的孕妈妈，一般在孕 32~34 周进行，最好在 B 超监测下进行，还要注意以后的胎心、胎动情况。

脐带绕颈不要慌

一听说脐带绕颈，孕妈妈都会非常担心。有的孕妈妈甚至会担心自己肚子里的胎宝宝因为脐带绕颈发生危险。事实上，脐带绕颈并没那么可怕。

为什么会脐带绕颈

脐带绕颈与脐带长度及胎动有关，如胎宝宝较多地自动回转倒转，就可能导致脐带绕颈。脐带绕颈一般没什么危险，不必过于担心。

可以通过锻炼来纠正吗

胎宝宝是一直动的，所以才会脐带绕颈，但是也有可能通过胎动绕开。孕妈妈不可想当然地通过锻炼来纠正脐带绕颈，这样会带来更大的风险。孕妈妈应减少震动，不要做幅度大的运动，多休息，如经检查发现可以纠正，一定要在医生指导下进行。

脐带绕颈了怎么办

1. 要常数胎动，如果突然发生剧烈且大量的胎动，应立即去医院检查。

2. 羊水过多或过少、胎位不正的孕妈妈要做好产检。通过胎心监测和超声检查等方法，判断脐带的情况。

3. 胎宝宝脐带绕颈，孕妈妈要注意的就是减少震动，保持左侧卧位的睡眠姿势。

4. 不要在分娩时因惧怕脐带绕颈而要求医生实施剖宫产。

脐带绕颈会不会勒坏胎宝宝

脐带绕颈1周的情况很常见。脐带绕颈松弛，不影响脐带的血液循环，不会危及胎宝宝的生命安全。脐带绕颈的发生率为20%~25%，也就是说，每四五个胎儿中就有一个是脐带绕颈的。

当然，也不排除出现意外情况。如果脐带绕颈过紧可使脐血管受压，导致血液循环受阻或胎宝宝颈静脉受压，使胎宝宝脑组织缺血、缺氧，造成宫内窘迫或新生儿窒息。这种现象多发生于分娩期，如同时伴有脐带过短或相对过短，往往在产程中影响胎先露（最先进入骨盆入口的胎儿部分）下降，导致产程延长，加重缺氧，危及胎宝宝的生命。

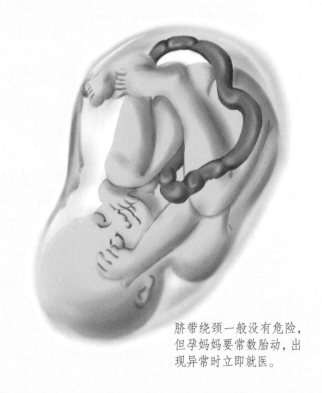

脐带绕颈一般没有危险，但孕妈妈要常数胎动，出现异常时立即就医。

前置胎盘怎么办

正常的胎盘附着处在子宫的底部后壁或前壁。如果胎盘附着于子宫下段或覆盖在子宫颈内口处，位置低于胎儿的先露部，称为前置胎盘。前置胎盘是孕晚期出血的主要原因之一，所以要引起重视。

前置胎盘症状

发生前置胎盘的孕妈妈有些并无症状，可能只是在孕晚期例行的超声波检查中发现；而更多的是在怀孕32周后出现出血症状，此种出血症状是属于无痛性的阴道出血。

因此，怀孕期间如有不明原因的出血，应该立即就医检查，确认原因。另外，已经诊断出前置胎盘的孕妈妈，则要更加留意怀孕时的意外情况，有出血、腹痛等问题时，应该立即就医。

前置胎盘不必慌

如果前置胎盘已成事实，就是不能改变的，所以所谓的治疗就是尽量预防症状的发生，并等待胎宝宝发育至最成熟的阶段时，根据情况采取相应的生产方式。

平时预防之道

避免搬重物

怀孕中晚期，孕妈妈在生活细节方面要多加小心，不宜搬重物或腹部用力。

视情况暂停性行为

有出血症状或进入孕晚期，就不宜有性行为，此外较轻微的前置胎盘的患者，也要避免太激烈的性行为或压迫腹部的动作。

有出血现象应立即就诊

孕妈妈有出血症状时，不管血量多少都要立即就诊，如果遇上新的产检医生，也应主动告知有前置胎盘的问题。

注意胎动

每日留意胎动是否正常，感觉胎动明显减少时，需尽快就医检查。

挑选合适的产检医院

最好选择大医院或医学中心产检，一旦发生早产、大出血等问题时，可以立即处理。

不可过度运动

过度运动也会引发前置胎盘出血或其他症状，因此不宜进行激烈运动。

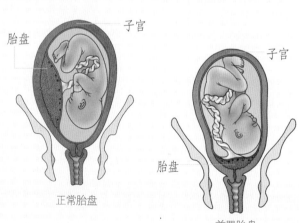

正常胎盘

前置胎盘

第 32 周 预防早产

胎宝宝的内脏器官已经发育成熟，脚趾甲和头发也长得差不多了。最重要的是，胎宝宝的五种感觉器官已经完全发育好并开始行使功能了。

保持健康的生活习惯

孕妈妈要将健康的生活习惯一直保持下去，这样对自己和胎宝宝都有好处。例如：不抽烟、不喝酒，充分休息，不做过多的劳动或运动，远离二手烟，注意卫生防感染等。另外，孕妈妈要定期产检，掌握自己与胎宝宝的情况，了解早产的征兆，如有异常，及时就医。

留心孕妈妈的健康状况

心脏病、肾病、糖尿病、高血压、宫颈功能不全、子宫畸形、没有治愈的梅毒等疾病，以及维生素 K、维生素 E 不足等症状都会引起早产。

要注意静养

预防早产，要保证充分休息和睡眠，放松心情，不要有压力。对分娩感到不安和产生紧张的情绪可引起早产，要注意保持精神上的愉快。一旦出现早产迹象应马上卧床休息，并且应左侧卧睡以增加子宫和胎盘的供血量，有条件的应住院保胎。

不要刺激腹部

严重的腹泻因排便时刺激子宫使其收缩加快，会引起早产。孕晚期应该禁止同房，特别是有早产征兆的孕妈妈，孕中期也要控制同房的频率。长时间的持续站立或下蹲的姿势，会使腹压升高、子宫受压，也可引起早产。

第 32 周注意事项速查

孕 32 周，孕妈妈会感到身体越发沉重，行动也越来越吃力。

 座位上加个垫子

孕妈妈可以在经常坐的椅子上加个垫子，这样会让你坐着时舒服很多。冬天的垫子要注重保暖，夏天的垫子可以选择竹炭的。

 自己做豆浆

都知道喝豆浆对身体好，如果不放心在外面购买的豆浆质量，就买回豆浆机自己做豆浆。用不同原料的自磨豆浆改善饮食，也是孕期的一个饮食窍门。

 两周做一次产检

孕妈妈需要每两周做一次产检，最后一个月还需要每周做一次产检。这些检查非常有必要，医生可以根据这些检查对孕妈妈的分娩情况和胎宝宝的健康情况作出正确的判断。可不要因为行动不便而懒于去医院检查。

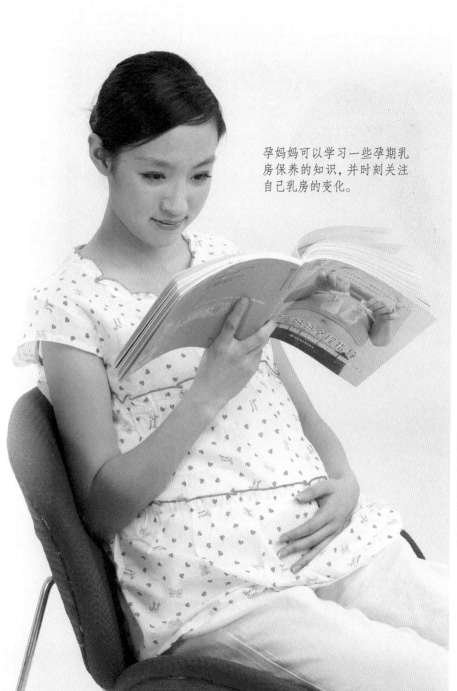

孕妈妈可以学习一些孕期乳房保养的知识，并时刻关注自己乳房的变化。

警惕不正常乳汁

从孕早期开始，乳腺就在激素的作用下不断发育，到了孕中晚期，发育的速度会加快。不过仍要小心乳头上是否有其他不正常的非乳汁液体流出来，这可能代表有潜在的乳房疾病。

乳腺肿瘤及乳癌

怀孕后，女性体内的雌性激素水平会急速上升，促使乳房持续长大，同时也会刺激已有的雌性激素依赖性肿瘤快速生长。而乳房流出不正常的液体就是具体表现之一。

急性乳腺炎

大部分女性会在产后的哺乳期因为哺乳不当诱发乳腺炎，但是也有少部分会发生在孕期，当孕妈妈发现乳房红肿胀痛，并伴有发热的时候，一定要就医诊治。平时也要注意乳房的保养，产后尽量母乳喂养。

炎性乳腺癌

炎性乳腺癌可能会出现局部的红肿热痛，有些类似于乳腺炎的症状，此时需要借助其他的仪器及检查去做鉴别诊断，才能找出真正的病因，及时进行治疗。这要求孕妈妈要时刻关注乳房的变化。

有一些孕妈妈会在孕中晚期发现有乳汁分泌，这是很正常的。

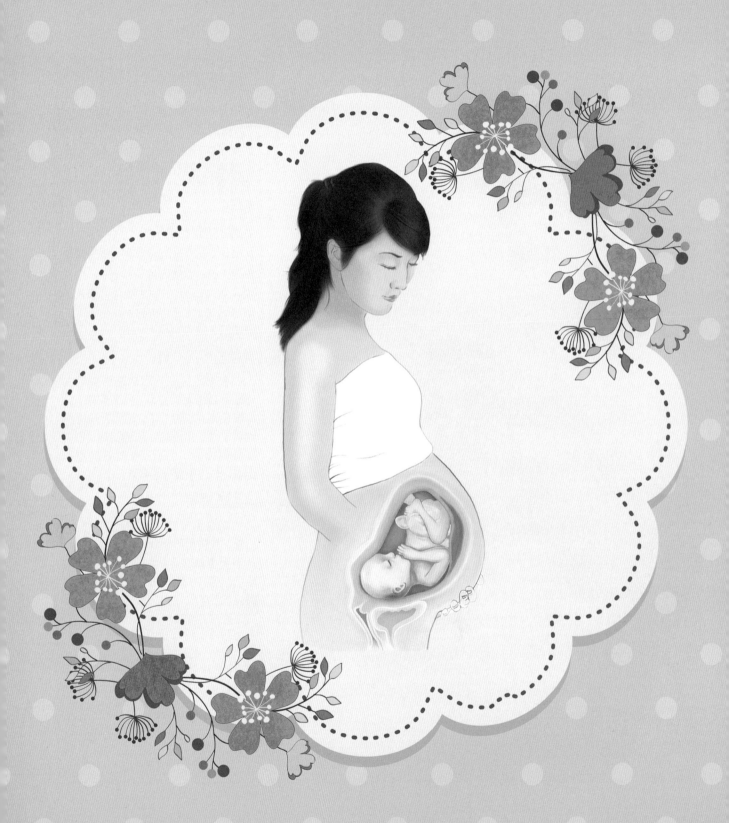

孕9月 坚持就是胜利

孕9月，孕妈妈就连睡觉也会觉得辛苦，消化不良、呼吸困难等症状可能会加剧，还会出现心慌、气短的现象。由于子宫压迫膀胱，甚至会加重尿频、水肿和腰背痛等不适症状。无论怎样，宝宝到来时的幸福感都会让孕妈妈觉得这一切都是值得的。

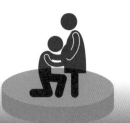

本月生活行动指南

关注胎宝宝发育

　　孕9月的胎宝宝长到约46厘米长，2 500克重了。因为皮下脂肪的沉积，身体各部位比较丰满。整个子宫空间已经被胎宝宝占满了，所以胎动次数会有所减少。胎宝宝的小手小脚上，柔软的指（趾）甲已经长到手指和脚趾的顶端了。此时的胎宝宝身体发育尚未完成，不过机体内脏的功能已趋于完善，可以适应子宫外的生活环境，出生后能够啼哭和吸吮，能够较好地生活。

孕妈妈体重变化

本月体重记录：＿＿＿＿＿＿
本月计划增加体重：1 700克

体重控制要点

不要放松：体重增长标准的孕妈妈也不要放松警惕，仍然要坚持合理饮食，进行适量舒缓的运动。

生活起居的宜忌

　　孕9月，胎宝宝的发育已经趋近成熟，孕妈妈离分娩也越来越近了，体重的增长也达到了最大值，孕妈妈是不是更加期待与宝宝相见了呢？

考虑休产假
还在上班的孕妈妈可以在本月末考虑开始休产假，与同事的交接工作要开始进行了。

听从医生的建议纠正胎位
如果孕妈妈胎位不正，应根据医生的建议进行纠正，不要自行使用偏方纠正。

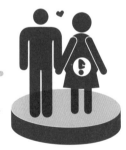

破水后立即平躺
孕妈妈发生破水后应立即平躺，将臀部垫高，以防脐带脱垂，并维持臀部垫高的姿势前往医院。

每天洗澡，保持身体清洁
孕妈妈随时要做好分娩的准备，尽可能每天洗澡，清洁身体。

本月产检项目速查

穿易脱的裤子：本月的产检有多项检查需要孕妈妈露出腹部、腿部等，所以孕妈妈最好穿容易脱的裤子。

尿样要新鲜，量要足：在做尿常规取样时尿样量一般不少于 10 毫升，至少达到尿杯一半的量。标本必须新鲜，收取尿液后要立即送检。

有肾病的孕妈妈注意取样时间：如果孕妈妈患有肾病，则需要将清晨起床时的第一次尿液送检。

分辨真假宫缩
孕妈妈会出现宫缩，要学会分辨真假宫缩：真宫缩间隔规律，力度渐强；假宫缩的间隔一般不规律，力度不会逐步增强，即使增强，也会很快减弱。

出现早产征兆立即就医
如果孕妈妈出现早产征兆，如阴道出血、破水等情况，一定要立即到医院就医，以免胎宝宝出现危险。

使用托腹带
如果孕妈妈的工作需要长时间站立或走动，则需要购买托腹带或托腹裤支撑腹部，减轻腰部负担及耻骨压力。

孕期运动宜忌

感冒也要运动。感冒后，孕妈妈更应该到外面走走，呼吸一下新鲜空气，这样能提高自身的免疫力。

夫妻一起散步。孕妈妈的肚子已经越来越大了，行动多有不便，准爸爸陪着孕妈妈一起散步，可以帮忙照应，还可以巩固夫妻感情。

出门不要凑热闹。不去人流量大的地方，不去环境恶劣的地方，以防意外。

▼ 孕 9 月细节备忘

▶ **不宜暴食。**胎宝宝向下滑动，减轻了对孕妈妈胃部的压迫，孕妈妈食欲增加，有可能导致无法控制地过量进食。要采取分餐、慢食的办法，保持有规律、有条理地进食。

▶ **晚餐不宜过迟。**如果晚餐后不久就上床睡觉，不仅会加重胃肠道的负担，还会导致难以入睡。

▶ **低盐饮食。**为防止加重孕晚期的水肿，孕妈妈要控制盐的摄入。

▶ **适度饮水。**以口不渴为宜，不能大量喝水，否则会影响进食，增加肾脏的负担，还会对即将分娩的胎宝宝不利。

本月宜吃&不宜吃

　　这个月科学饮食的目的之一，是使胎宝宝保持一个正常的出生体重，从而保证顺利生产，也有益于婴儿期的健康生长。同时应注意重点营养素的供给，如钙、维生素 B$_1$ 等。

莲藕

藕具有养阴润燥、益血滋阴的功效，对孕妈妈的身体有很好的调理作用。对食欲欠佳的孕妈妈来说，藕还是增进食欲的佳品。

莲藕促进肠胃蠕动，防治孕期便秘。

为了预防早产，孕妈妈在饮食上要讲究了。

宜
莲藕预防孕期便秘

鱼肉富含有益于胎宝宝神经系统发育的必需物质。

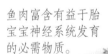

鱼

鱼肉富含蛋白质、维生素以及氨基酸、卵磷脂、钾、钙、锌等营养物质，这些都是胎宝宝发育的必需物质。

宜
鱼肉利于胎宝宝神经系统发育

芝麻

孕妈妈从怀孕开始就应该多吃一些芝麻。芝麻富含的钙、磷、铁，可促进胎宝宝大脑发育。

宜
芝麻预防胎膜早破

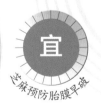

芝麻促进胎宝宝大脑发育。

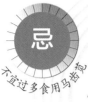

忌

不宜过多食用马齿苋

马齿苋

马齿苋又名瓜仁菜，其性寒凉而滑利，会使子宫收缩强度增大，易造成早产。

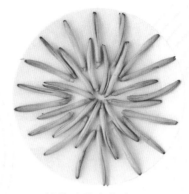

鲜黄花菜含有秋水仙碱，易产生有毒物质。

鲜黄花菜

黄花菜不宜鲜食，因为新鲜黄花菜中含有秋水仙碱，进入人体后容易被氧化而产生有毒的二秋水仙碱。

忌

鲜黄花菜易产生有毒物质

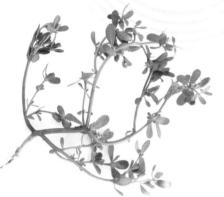

马齿苋会使子宫收缩强度增大，易造成早产。

薯片

孕妈妈不能多吃薯片，因为薯片中油脂和盐分含量比较高，孕妈妈多吃除了会引发肥胖，还会诱发妊娠高血压疾病。

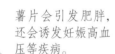

薯片会引发肥胖，还会诱发妊娠高血压等疾病。

忌

过量食用薯片会导致肥胖

蜜饯

许多蜜饯中含有甜味剂和着色剂，以及用作漂白剂和防腐剂的二氧化硫，长期过量食用会对身体造成伤害。

蜜饯在加工过程中添加了一些食品添加剂，常吃对身体没有好处。

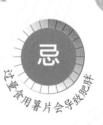

如果孕妈妈想吃甜食，可以选择比较甜的水果，不过也要控制量。

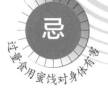

忌

过量食用蜜饯对身体有害

第 33 周 确认入院待产包

大多数胎宝宝都是头下臀上的正胎位了，而且在接下来的 6 周里，胎头会下降至骨盆，为分娩做好准备。此时胎宝宝的头骨没有闭合，还非常软，这种生理特点有助于分娩。

该准备待产包了

随着预产期的临近，孕妈妈和准爸爸要花点心思准备待产包了。如果孕妈妈和准爸爸早有准备，此时只需要再次检查确认即可，如果还没准备，此时孕妈妈行动不便，就需要准爸爸多辛苦些了，一定要在入院前将待产包准备齐全。

待产包如何放置

准爸爸要将新妈妈和小宝宝的用品按照衣服、洗漱用品、餐具、证件等分别放置在不同的袋子里，然后再一起放入一个大包，这样使用时就不需要大范围翻找了。一旦孕妈妈有临产征兆，拎包就走，方便快捷。

第 33 周注意事项速查

孕 33 周，离预产期越来越近，孕妈妈的尿频和腰痛加重，全身关节和韧带逐渐松弛，不规律宫缩的次数增多。

 适量吃荤很重要

孕晚期是胎宝宝神经系统生长发育的高峰期之一，而牛磺酸可促进胎宝宝神经系统的发育，所以孕妈妈对牛磺酸的需求量有所增加，而素食中的牛磺酸含量又很少，如果孕妈妈为控制体重而拒绝吃荤必然会造成牛磺酸的缺乏。因此，为了胎宝宝的正常发育，孕妈妈可适当食用些鱼、肉、蛋、虾、牛奶等含牛磺酸的食物。

 吃零食调节情绪

吃零食能够缓解紧张情绪，消解内心不安。在手拿零食时，零食会通过手和视觉的接触，将一种美好松弛的感受传递到大脑中枢，有利于减轻内心的焦虑和紧张。临近分娩，孕妈妈难免会感到紧张甚至恐惧，可以试着通过吃点零食来缓解压力。

 清洗宝宝的衣物和被褥

宝宝的衣服孕妈妈一定准备了不少，宝宝出生之前一定要将准备的衣物用肥皂和清水清洗一遍，去除织物中的刺激成分。准备时一定要将衣物上的商标剪去，以免伤害宝宝嫩嫩的皮肤。洗涤宝宝衣物时要用热水，可有效地去除衣物上的有害物质。洗涤后要多次涤荡，清除残留的清洗剂。

待产包清单

待产包中有些东西是必备的，而有些东西是不用带的，很多医院会提供部分用品。孕妈妈在准备待产包之前，可以先向医院了解，以免重复。下面给自然分娩的孕妈妈列一个清单，剖宫产妈妈可以根据情况稍做调整。

妈妈用品

衣裤鞋帽：□棉孕妇内裤三四条或大号一次性内裤若干 □带后跟拖鞋 □出院穿的外套 □棉袜（建议进入产房时穿着保暖）□前开襟睡衣 2 套

洗漱用品：□牙膏 □牙刷 □漱口杯 □梳子 □镜子 □香皂 □毛巾 4 条（洗脸，清洁乳房或热敷，洗脚，洗下身）□水盆 4 个（洗脸盆，清洁乳房或热敷盆，洗脚盆，洗下身盆）

卫生用品：□餐巾纸 □卫生纸 □加长加大的卫生巾或成人纸尿裤

餐具：□微波炉适用饭盒 □筷子 □勺子 □水杯 □弯头吸管 □洗洁精

食物：□巧克力 □红糖

哺乳专用：□哺乳内衣或大号内衣 □吸奶器 □防溢乳垫

通信留念：□手机 □数码相机 □摄像机 □配套充电器

新生宝宝用品

喂养用品：□奶瓶 □奶瓶刷 □配方奶粉（1 小罐即可，以备母乳不足）

宝宝护肤：□婴儿护臀霜 □婴儿湿巾 □ NB 号纸尿裤

服装用品：□"和尚领"内衣 □婴儿帽 □纱布手帕 □小棉袜 □出院穿的衣物和抱被（根据季节准备）

证件资料

□户口本或夫妻身份证 □准生证 □住院或手术押金 □医疗保险或生育保险卡 □孕妇保健手册（如果孕妈妈为乙肝患者，乙型肝炎登记表也需要带）

孕晚期行动处处当心

孕晚期身体上的变化给生活带来诸多不便，加上这是容易早产的时期，所以孕妈妈需要注意的事项也比较多，尤其是挺着大肚子走来走去的时候，还是需要处处当心的。

上下楼梯

下楼时，要握住扶手防止身体前倾、跌倒；上楼时，拉住楼梯的扶手。孕妈妈一定要注意台阶，把每一步都踩稳，一层一层慢慢上下。

行走站立

行走时应抬头，挺直后背，收紧臀部。站立时，背部要舒展、挺直，重量集中在大腿上，这种姿势可以帮助孕妈妈比较轻松地保持全身平衡，稳步行走。

坐下起立

选择直背坐椅，保持背部的挺直。起立时，要先将臀部向前移到椅子的前沿，然后双手撑在桌面上站起。为了防止压迫腹部，孕妈妈不要坐低矮或太软的沙发。

做家务

不要过分弯腰屈背，应以蹲下或跪下来代替直接弯腰，然后缓慢地起身。不要往高处晒衣服，以免抻着腹部。如果准爸爸在旁边，可以请准爸爸帮忙处理。

到了孕晚期，孕妈妈的一举一动都关系到自己和胎宝宝的安全，所以要多留心生活细节，让孕晚期在安全平静中度过。

第34周 提前讨论好谁来照顾月子

随着胎宝宝体形的增大，他在子宫中运动起来更加困难，甚至已经不能漂浮在羊水中了。他的免疫系统正在发育，为抵抗轻微的感染做准备。

家人照顾

家里的老人照顾月子是传统的坐月子方式，一般都是妈妈或者婆婆来照顾。老人因为都是过来人，经验比较丰富，遇到一些常见情况也知道怎么处理。但老人的思想比较传统，带孩子的观念与年轻人有很大的差异，容易引起矛盾，特别是婆媳之间。请老人照顾的话，最好是妈妈和婆婆轮流，可以避免老人过度劳累，也可以在一定程度上缓解婆媳关系。如果老人身体不好，就不适合照顾月子了。

请保姆

有些年轻妈妈在怀孕的时候就提前请了保姆，希望保姆来照顾月子，以后还可以照看宝宝，这样一举两得。但是保姆更注重的是家务活，并没有护理新妈妈和宝宝的专业知识，遇到一些问题不能及时解决，所以要充分衡量利弊。

如果请保姆照顾月子，应注意选择正规的家政公司，以避免出现令人不愉快的情况。

第34周注意事项速查

孕34周，孕妈妈的水肿状况依然存在，也许身体肿得更加厉害了，但也不要过分限制水分的摄入。

 多吃含膳食纤维的食物

到了孕晚期，由于胎宝宝的增大压迫消化道，造成肠蠕动减慢，加上腹部增大，缺乏运动，所以孕妈妈更容易发生便秘。此时应多吃富含膳食纤维的食物，如芹菜、苹果、桃子、燕麦、玉米、糙米、全麦面包等，保证消化系统的畅通，以缓解便秘带来的不适。

 不要盲目补钙

孕晚期钙需要量较多，但孕妈妈不能因此而盲目地大量补钙。因为如果过量摄入钙，孕妈妈易患肾结石、输尿管结石，还可能会影响胎宝宝的头形、面形，甚至影响大脑发育。因此，孕晚期补钙一定要适量，过多过少都不好。

 重视孕晚期阴道出血

孕晚期的阴道出血原因多种多样。如果是产兆和前置胎盘，表现为无痛的、反复多次的出血；如果是胎膜早破，表现为持续性腹痛和少量出血；如果是子宫破裂，则表现为突然痉挛和剧烈腹痛，并有休克体征。无论是哪一种，一旦发生出血情况，都应及时就医。

请月嫂

　　相对于家里的老人和保姆，月嫂照顾月子会更加专业。因为月嫂经过专业培训，且经验丰富，可以给孕妈妈提供专业指导和建议，并能手把手地教新手爸妈科学护理宝宝。不过月嫂毕竟不是家人，性格和人品方面都需要提前了解清楚，一旦出现问题就会带来很多麻烦。

月子中心

　　有些孕妈妈在医院分娩之后就直接住进了月子中心，请专业的团队来照顾月子。月子中心会根据产后的各个阶段给新妈妈搭配营养的月子餐，教新妈妈一些育儿知识，并帮助新妈妈恢复体形，让新妈妈能在较短的时间内恢复到最佳状态。但月子中心价格不菲，且是一个全新的环境，孕妈妈需要一段时间来适应。

新爸爸是照顾月子
不可或缺的角色。

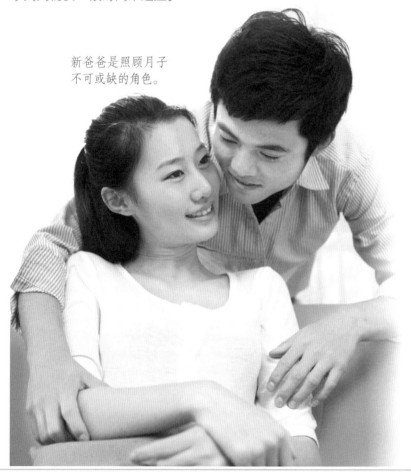

月嫂的挑选十分重要。总的来说，月嫂必须身体健康，要有爱心、耐心，有产后护理技能和带宝宝的经验，同时还要有一定的知识水平和接受知识的能力。

选择正规家政公司

选择家政公司要验看其营业资质，并保证其人员的从业资格。签订合同要写清服务的具体内容、收费标准、违约或者事故责任等；付费时索取正式发票。正规家政公司有一套严格审查的程序，每一位月嫂都有自己的档案，其中包括身份证、健康证、上岗资格证等证件，孕妈妈选择月嫂时必须验看这些证件。

月嫂必须身体健康

正规的月嫂必须进行一个全面的身体检查，包括乙肝两对半、肝功能、胸部 X 射线检查、妇科检查等体检项目，合格者才有资格做月嫂。

不要忽视面试环节

无论是熟人介绍，还是在月嫂机构请的月嫂，签合同之前一定要对月嫂进行面试。只有通过面试才能知道月嫂是否专业，是否有经验。

要签订合同

有的孕妈妈为了图方便，请月嫂时没有与月嫂公司签订合同，没有约定工作范围和工作时间，在月嫂服务过程中出现纠纷时，孕妈妈就算有理也说不清。另外，在签服务合同时，多看看合同条款，确定没有问题后再签。

第 35 周 孕妈妈抗过敏秘籍

这时胎宝宝的呼吸系统、中枢神经系统、消化系统基本上发育成熟，头发和指（趾）甲的发育基本完成，肾脏、肝脏已经工作了一段时间，但他的神经系统和免疫系统仍在持续发育。

穿着以棉质为佳

孕妈妈尽量选择吸汗透气的棉质衣服，减少对自己身体的束缚。皮肤过敏的孕妈妈穿着以宽松为主，腰带勿过紧，以免腰部皮肤受压迫。避免穿毛料衣物及使用毛毯，因为会刺激皮肤，且毛絮及毛毯中的灰尘会引起哮喘发作，所以衣物改用棉质为佳。

手部过敏的孕妈妈在做家务时要特别留意，建议使用乳胶手套。有些孕妈妈会对乳胶过敏，因此手套里层最好多一层棉质衬里。平时则要尽量避免接触化学洗涤剂，洗碗不妨请准爸爸帮忙。

户外活动戴口罩

孕妈妈去户外散步，特别是春暖花开的时候，不妨戴上棉质口罩以避免吸入花粉。此外，冷天外出时也要戴口罩，不仅能避免吸入冷空气(冷空气会引起鼻部及气管过敏发作)，还可以避免病毒进入口腔，引起感冒。

孕妈妈在雾霾天外出时也要戴上口罩，保护自己和胎宝宝的健康。

杜绝过敏原

不良的卫生和生活习惯是导致过敏反应的一大原因。在日常生活中，要注意卫生细节，杜绝过敏原。

第 35 周注意事项速查

孕 35 周，孕妈妈可能会出现腰腹不适，行动变得更困难。

 身体不适停止运动

孕妈妈在孕期适当做运动是必要的，但也要根据自己的舒适程度及时调整。任何时候都不应有疼痛、气急、虚脱、头晕等不适反应，尤其在孕晚期。如有上述情况发生，必须立即停止运动，咨询医生。

 吃好工作餐

在外就餐不像家里那样方便，往往主食和蛋白质吃得较多，蔬菜摄取不足。这样不仅容易造成营养素摄取不均衡，影响胎宝宝的生长发育，而且一不留神就会使孕妈妈胖起来，造成胎宝宝过大，不利于分娩。建议选择配菜种类较多的套餐。

 不要长时间驾车

怀孕期间上班族孕妈妈的神经比平时更敏感，容易疲劳、困倦、情绪不稳定，尤其到了孕晚期会更加严重。而驾驶汽车时如果精神过分专注，疲劳感就会加强。如果路况不好，最好放弃长距离的驾驶，避免过于疲劳，加重水肿。

杜绝过敏原的小方法

保持室内干净	要丢弃的食物必须密封且及时清理，以免引来蟑螂，因为蟑螂的排泄物会引起过敏
避免接触尘螨	可使用防螨寝具，并勤加清洗
注意室内湿度	最好保持在 50% 左右，必要的时候可使用除湿机
注意预防真菌	尤其夏天，真菌的孢子会随空气飘浮，所以要注意空气清洁，可使用空气净化器

呼吸放松术

深吸气，使肺部完全被气体充满，然后慢慢从口中呼出，让气流带着紧张情绪呼出体外。反复这样深呼吸，让胎宝宝和孕妈妈的压力可以得到释放。

用腹部呼吸

孕妈妈自然站立，吸气的时候将气吸入肺内，同时腹部慢慢隆起，呼气的时候相反，腹部逐渐趋于平坦。用腹式呼吸的时候一定要深吸一口气，让腹部最大限度地鼓起来。

肩部升降

在做肩部升降的时候，要最大限度地下降或提升双肩，这样就能达到深呼吸的目的。做动作的时候要配合呼吸，不要僵硬地、机械地上下摆动，吸气的时候肩膀尽量向上提，呼气的时候肩膀下沉放松。

凝神静息

在呼吸的时候默念一个词，比如吸气的时候想"放"，呼气的时候想"松"，排除一切杂念，将注意力集中在重复的词上，反复进行，全身彻底放松，与自我和平相处。

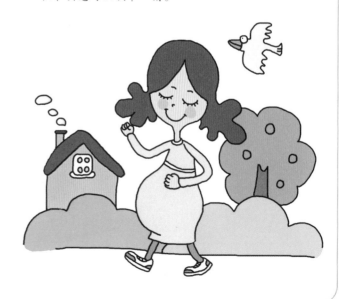

孕晚期的孕妈妈容易多想，适当的放松和冥想可以调节心情。

羊水过多或过少

羊水就像一面镜子，孕妈妈在产检时，医生通过 B 超检查或检测羊水的成分，可以了解胎宝宝在子宫内的发育和成熟情况。那么，羊水到底有什么奇妙之处呢？羊水过多或过少对胎宝宝有危害吗？

羊水的作用

羊水能缓冲外部的压力，保护胎宝宝不受外部冲击的伤害，还能稳定子宫内的温度，给胎宝宝一个相对恒温的环境。子宫收缩时，羊水能缓解子宫对胎宝宝的压迫，特别是对胎宝宝头部的压迫。羊水中还有抑菌物质，能防止胎宝宝受到感染。此外，羊水破了之后，能润滑产道，有利于胎宝宝分娩。

超过 2 000 毫升为羊水过多

临床上羊水量以 300~2 000 毫升为正常范围，超过了 2 000 毫升就称为"羊水过多"。羊水过多会压迫孕妈妈腹部，影响正常的消化功能，还会挤到心脏和肺部，影响孕妈妈的心肺功能，导致呼吸急促等不适。此外，羊水过多会使子宫涨大增高，容易引起早产。

羊水过多吃什么

如果孕妈妈羊水过多，就要注意低盐饮食，少吃糖类食物，控制每天饮水量，多吃一些利尿的食物，如冬瓜、玉米和红豆等，可以减少羊水量。此外，也可以在医生的指导下吃一些利尿的药物，如氢氯噻嗪等。

急性羊水增多应及时就医

如果是急性羊水增多，孕妈妈在几天之内子宫迅速增大，并伴有腹部胀痛、呼吸困难、行走不便或不能平躺等现象，要及时就医。此外，羊水过多的孕妈妈一定要静静躺在床上，减少活动，以免引起羊水早破。

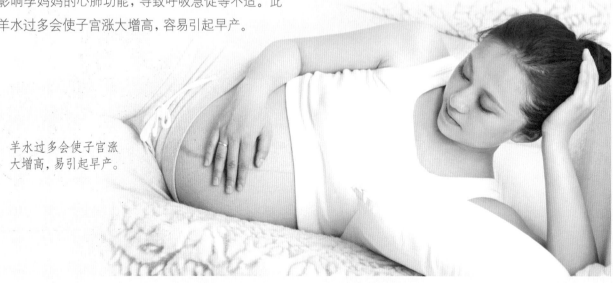

羊水过多会使子宫涨大增高，易引起早产。

引起羊水过少的原因

　　羊水过少与胎宝宝畸形、胎盘功能异常、胎膜病变和孕妈妈身体不适有关。如果孕妈妈出现过严重的腹泻、呕吐现象，就有可能导致羊水不足。此外，孕妈妈血容量不足或缺氧也会引起羊水过少，此时要补铁、吸氧，还要多喝水促进血液循环。

羊水过少多产检

　　如果孕妈妈出现羊水过少的现象，要按照医生的要求进行 B 超检查和胎心监护。在家的时候要多喝水，每天数胎动的次数，如果胎宝宝突然变得不那么爱动了，要立即去医院就诊。此外，由于羊水的减少会使自然分娩变得很麻烦，医生会建议孕妈妈进行剖宫产。

羊水过少多喝水

　　羊水过少的孕妈妈，经检查自身和胎宝宝都没有问题，可在医生的指导下，通过快速喝水来使羊水增多。如果胎宝宝已经足月，通过喝水效果不佳，可以提早将胎宝宝娩出。如果胎宝宝尚未足月，孕妈妈可以通过羊膜腔灌注法直接增加羊水量。此外，羊水过少容易造成胎宝宝缺氧，孕妈妈要多吸氧，保证胎宝宝的安全。

羊水少也可能顺产

　　有些孕妈妈听说羊水少的话就应该选择剖宫产，为此觉得很遗憾，其实这种说法片面化了。羊水少只是缓冲有限，但是并不直接影响分娩，只有既出现羊水少又存在胎宝宝生长迟缓的情况时才需要剖宫产。对于羊水少的孕妈妈而言，首先应该听从医生的建议，看自己是不是需要剖宫产，如果不是，只需要做好胎心监护，静待预产期到来即可。

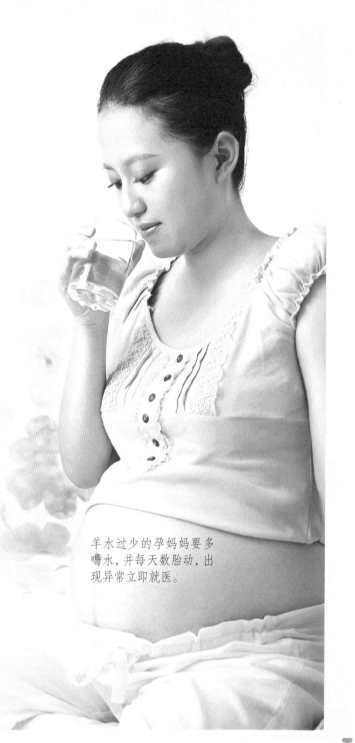

羊水过少的孕妈妈要多喝水，并每天数胎动，出现异常立即就医。

胎宝宝的表情丰富起来了，他会打哈欠、揉鼻子，甚至挤眉弄眼。胎宝宝的肺部已经完全成熟，但还不能靠自己的力量呼吸。

去哪家医院分娩

医院的口碑

可以看医院的等级，再者听听周围妈妈们的介绍和推荐。如果需要提前住院或剖宫产，也需要了解住院部的条件和收费情况。

离家远近

离家远近也是一大因素，比如，分娩时能否很快地到达医院，是否会堵车；生产完家人是否能很方便地照顾等。所以，家附近口碑好的医院应是最佳的选择。

是否提倡自然分娩

分娩方法在选择医院的时候也需要考虑进去，比如这个医院的自然分娩率是多少，剖宫产率是多少，是否提供助产分娩（就是由助产士一对一地进行照顾），是否可以有亲人陪护，麻醉服务是否什么时候都有……

我能顺利地生下宝宝吗

临近最后这个月，孕妈妈最担心的就是能否顺利分娩。能顺利地生下宝宝吗？这是孕妈妈发自心底的疑问。

顺产受很多因素影响

大部分孕妈妈都能顺利地自然分娩，一个理想的分娩过程会受很多因素影响，包括产力、产道、宝宝大小、精神因素等，而且这些因素是动态变化的，需要产科医生密切注意，随时处理。

做好准备促进顺产

做好保健，注意合理安排工作和休息。接受分娩教育，对分娩有充分的心理准备。练习拉梅兹呼吸法，以备产时运用。

产程中的宫缩疼痛会影响孕妈妈的情绪、饮食、大小便，甚至影响产程的进展。有心理准备的孕妈妈可以做腹式呼吸以缓解疼痛，并配合医生、助产士、护士，一般能够顺利度过产程。

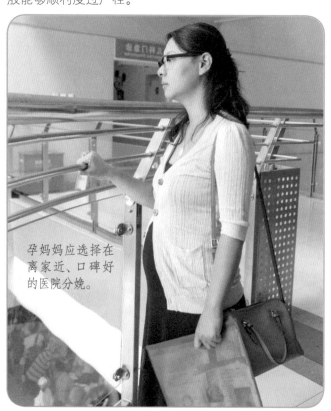

孕妈妈应选择在离家近、口碑好的医院分娩。

孕晚期需要就医的情况

假如孕晚期有以下异常情况，需要第一时间就医。

剧烈腹痛

在孕晚期，由于外伤、负重或同房后突然出现剧烈腹痛，多为胎盘早期剥离，要去医院检查。另外，如果在孕晚期发生有规律的腹痛，这常是即将分娩的征兆，要做好临产准备。

胎膜早破

孕妈妈尚未到临产期，却突然从阴道流出无色无味的水样液体即为胎膜早破。早期破水可刺激子宫，引发早产，并会导致宫内感染和脐带脱垂，影响孕妈妈和胎宝宝健康，甚至可能发生意外，所以出现这种情况时要立即去医院找医生处理。

阴道出血

孕晚期的阴道出血，常见于产兆和前置胎盘，表现为无痛的、反复多次的出血；胎膜早破表现为持续性腹痛和少量出血；子宫破裂表现为突然痉挛和剧烈腹痛，并有休克体征。这几种情况会对母子安全构成严重威胁，应及时就医。

严重心悸

孕晚期因子宫增大，心脏负担加重，可能出现心跳加快的情况。若此时患上或原来就患有心脏病，则会造成严重的心悸、心慌，气促不能平卧，使心脏病的病情加重。孕妈妈原有或孕晚期患有心脏病，对母子的生命威胁很大，应尽早就医，以防心力衰竭的发生。

第 36 周注意事项速查

孕 36 周，孕妈妈依然要监控胎动，如果胎动减少了，要立即就医。

 不要彻底静养

现在尿频、烧心及沉重的腹部使孕妈妈更加懒于行动，但还是要适当运动。适当的运动能增强孕妈妈腹肌、腰肌和骨盆底肌的能力，避免肥胖，减少妊娠水肿和妊娠高血压疾病的发生，使与分娩直接有关的骨盆关节和肌肉得到锻炼，为日后的顺利分娩创造有利的条件。

 做产道肌肉收缩运动

孕晚期，孕妈妈可适当做一些有助于分娩的运动，如产道肌肉收缩运动。应先排空小便再进行运动，姿势不拘泥于一种，采取站、坐、卧位均可。利用腹肌收缩，使尿道口和肛门处的肌肉尽量向上提，以增强会阴部与阴道肌腱的弹性，减少分娩时的撕裂伤。

 不要忽视胎便污染

所谓胎便，就是从胎宝宝的消化道排放出来的绿褐色物质。如果羊水呈绿褐色，那么可能是被胎便污染了。胎便污染对孕妈妈和胎宝宝都有害。为了预防胎便污染，日常生活中应避免挤压胎宝宝，给胎宝宝营造一个良好的生长环境。

备好护垫，解决漏尿尴尬

　　一些孕妈妈在咳嗽、打喷嚏、大笑、急走时，会出现漏尿的现象。这是因为在咳嗽、打喷嚏时，横膈膜会收缩，进而挤到腹腔，子宫就会压迫膀胱，出现漏尿现象。

及时排尿预防漏尿

　　漏尿的现象会在生完宝宝之后消失。不过经常出现漏尿的现象还是挺尴尬的，孕妈妈每次排尿要排干净，出门前、参加会议或活动前及自由活动期间应及时排尿。在包包里备好护垫，解决漏尿的尴尬，但护垫1~2个小时要更换一次，防止细菌滋生。此外，咳嗽或打喷嚏时，张开嘴巴可减轻对横膈膜的压迫，降低漏尿的概率。

盆底肌肉锻炼

　　盆底肌是指封闭骨盆底的肌肉群，能够支撑子宫、膀胱、直肠、小肠，控制排尿、排便。为了解决漏尿的尴尬，可以练习盆底肌肉。怀孕期间，加强孕妈妈的盆底肌肉力量，对缓解孕妈妈骨盆疼痛及自然分娩都很重要。

　　孕妈妈首先站在一扇打开的门前，一手放在一个门把手上，双脚呈外八字形站立；然后直立下蹲，膝盖大幅弯曲，保持舒服的蹲姿，要保证双脚站稳，用大腿、臀部和手臂的力量帮助自己站立起来。

　　孕妈妈也可以尝试在排尿时特意停止四五次，这样也能锻炼骨盆底部的肌肉，同时还能锻炼会阴。掌握了方法之后，孕妈妈可以在家每天练习三四次，每次收缩与放松10次左右，待熟练之后，可适度增加。

孕妈妈可以通过及时排尿和锻炼盆底肌肉解决漏尿尴尬。

看情况使用托腹带

如果孕妈妈的工作需要长时间站立或走动，则需要购买托腹带或托腹裤。使用托腹带或托腹裤，可以支撑腹部，减轻腰部负担及耻骨压力，让孕妈妈感觉轻松很多。

使用托腹带的好处

1. 托起孕妈妈腹部，帮助孕妈妈保持正确姿势，让孕妈妈动作轻快。

2. 缓解孕中晚期因腹部增大带来的腰背疼痛、耻骨痛等身体不适。

3. 保护胎宝宝，使胎宝宝有安全感。

4. 保温，使孕妈妈的腰腹都免于受凉受风。

穿托腹带的注意事项

托腹带不要包得太紧，睡觉的时候也应该脱掉。穿得太紧不仅会影响腹部的血液循环，还会影响胎宝宝的发育。穿戴托腹带时最好躺卧在床上，固定好之后再站立起来，这样才能够完整地将托腹带固定住。

需要穿托腹带的孕妈妈

1. 已经生过宝宝，腹壁比较松弛，易成为悬垂腹的孕妈妈。

2. 多胞胎或胎宝宝过大，站立时腹壁下垂严重的孕妈妈。

3. 连接骨盆的多条韧带发生松弛性疼痛的孕妈妈。

4. 本来胎位为臀位，经医生做外倒转术转为头位后，可以用托腹带来限制，以免再转为臀位。

如何选购和清洗托腹带

应选择弹性强、承压能力强的托腹带，可以从下腹部托起增大的肚子，防止子宫下垂，固定胎位的同时能减轻孕妈妈腰部受到的压力。还应选择可随着腹部的大小进行调整且穿脱方便的款式。材质上应选择吸汗、透气性强且不会闷热的托腹带。如果是可调整的托腹带，整个孕期购买2~3件即可，方便清洗换穿。如果是非调整型的，孕妈妈要根据腹围的大小购买不同尺寸的托腹带。

清洗时，先将托腹带在30℃以下的温水中浸泡10分钟，水中放少量不含有害化学物质、无刺激性物质的洗衣液，手按压清洗之后反复漂洗3遍左右，直到水清。洗完之后放在太阳下晾晒消毒。

托腹带不要漂白，不要拧干，不要熨烫和烘干，但可以干洗。

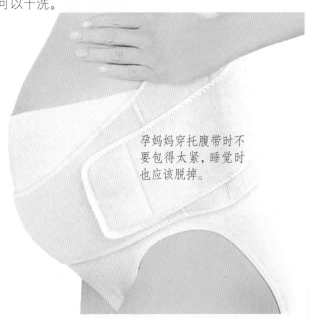

孕妈妈穿托腹带时不要包得太紧，睡觉时也应该脱掉。

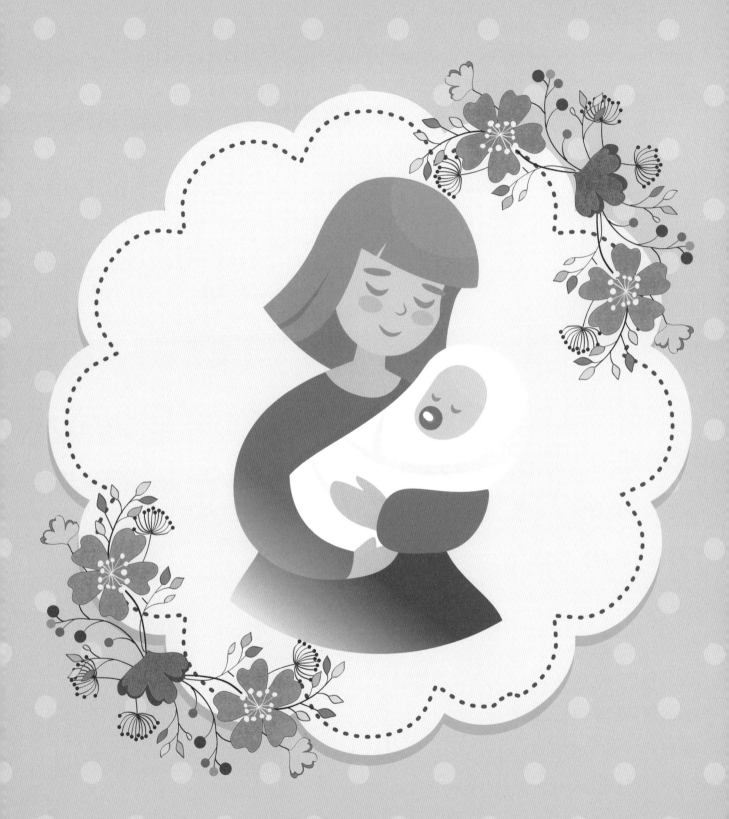

孕 10 月 等待 "瓜熟蒂落"

等待了 280 个日日夜夜，终于盼来了宝宝出生的这一天，此时幸福的感觉更加强烈。从今以后，孕妈妈的生活将会因此变得更加多彩，更加有意义！

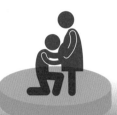

本月生活行动指南

关注胎宝宝发育

孕 10 月的胎宝宝身长约 50 厘米，体重约 3 200 克，皮肤红润，体型丰满，指（趾）甲已经超过指（趾）端，额部的发际清晰，胎头开始或者已经进入孕妈妈的骨盆入口或骨盆中。胎宝宝的胎毛正在消失，肺部表面活化剂的产量开始增加，这种活化剂使肺泡张开，是胎宝宝在为出生后呼吸空气做最后的准备。与上个月相比，胎宝宝宫内活动的次数更少，已经做好了离开孕妈妈子宫的准备。

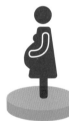

孕妈妈体重变化

本月体重记录：_____
本月计划增加体重：1 200 克

体重控制要点

分娩当天应选择高热量的食物：分娩以前，孕妈妈都不宜食用高热量的食物。而分娩当天吃的食物则应以能快速补充体力的食物为主。

生活起居的宜忌

马上就要与宝宝见面了，胎宝宝的发育已经基本成熟，而孕妈妈的身体则是瞬息万变，随时有可能出现临产征兆，孕妈妈要提前做好分娩准备。

清洗婴儿衣物

给宝宝准备的衣物一定不少了吧！现在将这些小衣服都清洗晾晒一遍吧。

每周 1 次产检

临近分娩，产检已经变成每周 1 次，孕妈妈一定要按时进行产检。

注意个人卫生

随着预产期的到来，这段时间阴道的分泌物会增多，要注意清洁，每天用清水冲洗外阴。

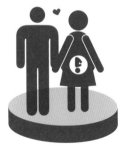

提前学习分娩技巧

了解临产征兆、学习拉梅兹呼吸法、了解产程等准备工作有利于更好、更顺利地分娩。

本月产检注意事项

胎心监护前吃甜食：做胎心监护的孕妈妈可以在检查前吃巧克力或其他甜食，这样可以唤醒胎宝宝。

注意临产征兆：如果出现规律宫缩，不论是否已到应该产检的时间，孕妈妈都应该带上待产包去医院检查。

坚持定时产检：在未生产前，仍应定时去做产检，如果超过孕 41 周还没有分娩迹象，孕妈妈就应该住院催产了。

胎位不正提前 2 周住院
胎位不正易造成难产，需要比预产期提早 2 周左右住院，并在医生帮助下进行纠正，以自然分娩或剖宫产结束妊娠。

剖宫产前不吃东西
为了降低术中感染的概率，选择剖宫产的孕妈妈术前一天 20：00 后要禁食。

产前保存体力
产前孕妈妈要注意多休息，吃补充体力的食物，保存体力，为分娩做准备。

孕期运动宜忌

以帮助分娩为主。可以做一些骨盆底肌、下腹部的锻炼，动作宜缓，而且运动时准爸爸或其他家人最好在身旁保护。

借助分娩球。分娩球是个很温柔的运动助手，对身体沉重的孕妈妈有极大的帮助作用。

多放松。由于本月孕妈妈会特别累，所以可以学一些放松身体的方法或做一些可以放松身体的运动。

▼ 孕 10 月细节备忘

▶ **饮食以清淡为主**。对于即将临盆的孕妈妈来说，要选择对分娩有利的食物和烹饪方法。产前孕妈妈的饮食要保证温和、清淡。

▶ **待产期间适当进食**。分娩过程一般要经历 12 小时左右，体力消耗大，所以待产期间必须注意饮食。此时可以为孕妈妈准备馄饨、面条等易消化的食物。

▶ **为身体储存能量**。由于本月胎宝宝生长更快，所以体内需要贮存的营养物质也会增多，孕妈妈需要的营养也达到最高峰。

本月宜吃 & 不宜吃

本月，孕妈妈的饮食以口味清淡、容易消化为佳，应多吃一些对生产有补益作用的食物。在临近预产期的前几天，适当吃一些热量比较高的食物，为分娩储备足够的能量。

为了确保有足够的精力完成分娩，必须适量进食。

巧克力缓解紧张情绪，补充能量。

巧克力

孕妈妈在产前吃巧克力可以缓解紧张情绪。另外，巧克力可以为孕妈妈提供足够的热量。

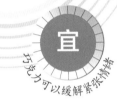

宜

巧克力可以缓解紧张情绪

鸡蛋营养成分全面而均衡。

宜

木瓜能健脾消食

木瓜

木瓜有健脾消食的作用。木瓜中含有一种酵素，能消化蛋白质，可以帮助分解肉食，减少肠胃负担。

木瓜能分解肉食，减少肠胃负担。

鸡蛋

鸡蛋所含的营养成分全面而均衡，鸡蛋中的优质蛋白质有助于产后提高母乳质量。

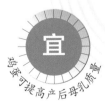

宜

鸡蛋可提高产后母乳质量

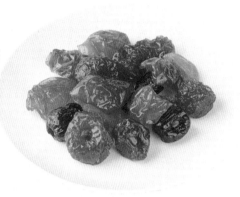

果脯含有大量人造色素和防腐剂等有害物质。

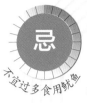

忌

不宜过多食用鱿鱼

鱿鱼

鱿鱼体内含有丰富的有机酸，能抑制血小板凝集，不利于手术后止血与创口愈合。

果脯

果脯在制作过程中会加入大量人造色素和防腐剂，孕妈妈不能及时排出，所以最好不吃。

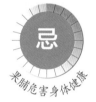

忌

果脯危害身体健康

鱿鱼抑制血小板凝集，不利于手术后止血与创口愈合。

多吃膨化食品可致肥胖，其含铅量也比较高。

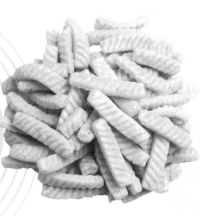

膨化食品

膨化食品如薯条、虾条等，主要由淀粉、糖类和膨化剂制成，蛋白质含量很少，多吃可致肥胖。

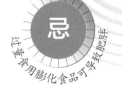

忌

过量食用膨化食品可导致肥胖

产前不要吃油腻或膳食纤维含量过高的食物，以免加重肠胃负担。

第 37 周 学习分娩知识

本周胎宝宝的肺和其他呼吸器官都已经发育成熟，头发也变得更加浓密。胎宝宝的免疫系统继续发育。

分辨真假临产

快到预产期了，有的孕妈妈感觉肚子痛时急忙到医院待产，一检查发现并不是真的要生了，这就是常说的"假性宫缩"。对于没有经验的孕妈妈而言，真假临产是难以辨别的。

通常来说，辨别真假临产的办法是通过检查阴道看子宫颈的变化；还有就是进行宫缩计时，计算连续两次宫缩的时间间隔，持续记录 1 小时。

假宫缩

假宫缩无规律，时间间隔不会越来越小；宫缩强度通常比较弱，不会越来越强，有时会增强，然后又会转弱；宫缩疼痛部位通常只在前方。孕妈妈行走或休息片刻后，有时甚至换一下体位后都会停止宫缩。

真宫缩

真宫缩有固定的时间间隔，随着时间的推移间隔越来越小，每次宫缩持续 30~70 秒，宫缩强度稳定增加；先从后背开始疼痛，而后转移至前方，孕妈妈可感到轻微腰酸，下腹轻微胀痛；不管如何运动，宫缩照常进行。正式临产前一两天，阴道出现少量血性黏液，称为见红。

子宫收缩是鉴别是否临产的确切标志，"真假临产"可参照下表：

真临产	假临产
宫缩有规律，间隔时间相同	宫缩无规律，每 3 分钟、5 分钟或 10 分钟一次
宫缩逐渐增强	宫缩强度不随时间而增强
当行走或休息时，宫缩不缓解	宫缩随活动或体位的改变而减轻
宫缩伴有见红	宫缩通常不伴有黏液增多或见红
宫颈口逐渐扩张	宫颈口无明显改变

第 37 周注意事项速查

孕 37 周，胎头降入骨盆，子宫底的位置也逐渐下降，这是在为分娩做准备。

胎位不正提前 2 周住院

正常情况下，胎宝宝在母亲腹中是"头朝下，屁股朝上"的，但有部分胎宝宝比较"调皮"，并不是这种姿态，这就是"胎位不正"，易造成难产，这种情况需要比预产期提早 2 周左右住院。

了解羊水早破的鉴别方法

当孕妈妈不明确自己究竟是羊水早破还是尿液流出时，可以收集流出的液体，将特定的化学试纸放入液体中。如果是羊水早破，羊水会使橘黄色的试纸变成深绿色，这是分娩的先兆，此时应尽快去医院。

积蓄能量

孕妈妈分娩时会消耗很大的体力，因此在分娩前一定要储存能量。吃一些有补益作用的膳食，孕妈妈可以更好地积蓄能量，迎接宝宝的到来。还可以吃一些淡水鱼，有促进乳汁分泌的作用，为宝宝准备好营养充足的初乳。

选择婴儿床的细节

一个设计合理的婴儿床不仅是宝宝健康成长的保证，同时也在一定程度上减轻了妈妈的负担。现在是该准备婴儿床的时候了。

安全第一位

婴儿床最好选择天然材质、边角圆滑且表面漆有防止龟裂的保护层的产品，床沿的双边横栏要有相应的保护套，防止宝宝磕碰。另外在购买婴儿床时，孕妈妈准爸爸要注意选择没有异味的婴儿床。

婴儿床的大小

孕妈妈准爸爸要根据自己卧室的大小选择婴儿床，如果卧室比较小，建议选择可以调节长短的产品，但是要注意是否结实，以免发生危险。验货时检查零件是否齐全，以免影响婴儿床的安全使用。

床垫

在铺上床垫之后，床垫与床檐上缘的距离应该大于 25 厘米，以免宝宝能够站立后因重心不稳从床檐翻出来。另外婴儿床不要铺得太软，否则会影响宝宝的骨骼发育。

调位卡锁

通常情况下，婴儿床的两个床檐都会有调节高低的机关，这些调节控制机关必须具有防范宝宝自己打开固定卡锁的功能，减少意外松开的可能。

婴儿床要紧靠在父母大床的旁边，方便夜里照顾宝宝。

第 38 周 临产信号早知道

胎宝宝的各个器官进一步发育成熟，一种黑绿色的物质聚集在胎宝宝的肠道内，宝宝出生后将在第一次大便中排出，这就是胎便。

子宫底下降

初次生产的孕妈妈到了临产前两周左右时子宫底会下降，这时会觉得上腹部轻松起来，呼吸也变得比前一阵子舒畅，胃部受压的不适感减轻了许多，饭量也会随之增加。

下腹部有压迫感

由于胎宝宝下降，分娩时先露出的部分已经降到骨盆入口处，因此孕妈妈出现下腹部坠胀，甚至有感觉膀胱受压迫的现象。这时会感到腰酸腿痛，走路不方便，出现尿频。同时水肿、便秘及腰腿痛等症状也会加重。

规律宫缩

在临近预产期时，孕妈妈有如下感觉：腹部 1 天内有好几次发紧的感觉，并且这种感觉慢慢转为很有规律的下坠痛、腰部酸痛，每次持续 30 秒、间隔 10 分钟。以后疼痛时间逐渐延长，间隔时间缩短。

一般来说，第 1 胎孕妈妈如果在 10 分钟内宫缩超过 3 次，第 2 胎孕妈妈如果在 10 分钟内宫缩超过 1 次，就该和家人带上待产包去医院待产了。如果孕妈妈阵痛已经很厉害了，应提前给医院打电话，让医院做好准备。进入医院之后，准爸爸应去办理入院手续和交押金，护士会帮孕妈妈检查宫口的情况。

第 38 周注意事项速查

孕 38 周时，孕妈妈除了尿频症状加重，还会经历几次假宫缩，孕妈妈一定要分清真假宫缩哦。

 交接好工作

休产假前，孕妈妈应提前将自己手上的工作整理好，与同事及领导做好工作交接，避免"临时抱佛脚"。不要在工作上留个"小尾巴"，给同事和自己带来不必要的麻烦，也为自己将来的返岗打好基础。

 通过自我暗示缓解压力

在分娩前一段时间多进行自我暗示练习，告诉自己自然分娩是为了让宝宝更聪明，因为产痛能使孕妈妈脑中产生脑啡肽，这种物质对胎宝宝的智力发育非常有益。这样的自我暗示也会减少孕妈妈对分娩的畏惧心理。

 不要滥用催产素

一般要在助产士确定了骨盆够大，胎宝宝能通过阴道产出，宫颈口开到一定程度后才用催产素，以减少生产时间，降低孕妈妈的痛苦。滥用或不恰当地使用催产素易导致子宫破裂和大出血。

破水

阴道流出羊水俗称"破水"。子宫强有力的收缩使子宫腔内的压力逐渐增加，子宫口开大，胎宝宝头部下降，引起胎膜破裂，阴道流出羊水。这时离宝宝降生已经不远了，要马上送孕妈妈去医院待产。羊水正常的颜色是淡黄色，如果羊水是血样、绿色混浊，必须提取相应的措施。

见红

正常子宫颈分泌的黏稠液体在宫颈形成黏液栓，防止细菌侵入子宫腔内。孕期这种分泌物会增多变黏稠。临产前因子宫内口胎膜与宫壁分离，会产生少量出血，这种出血与子宫黏液栓混合，由阴道排出，称为"见红"。"见红"是分娩即将开始时比较可靠的征兆。如果出血量大，可能是胎盘早剥，需要立即到医院检查。

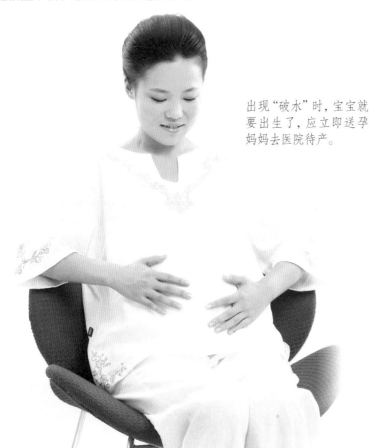

出现"破水"时，宝宝就要出生了，应立即送孕妈妈去医院待产。

不可忽视过期妊娠

妊娠超过预产期两周，宝宝还未出生的，称为过期妊娠，一般占妊娠总数的 5%~12%。过期妊娠对孕妈妈和胎宝宝的健康都不利。

运动催产

每天上午和下午，由准爸爸或其他家人陪着孕妈妈到空气清新的户外快步行走，行走时间以不感觉劳累为宜。

淋浴催产

用温水淋浴，反复地从肚皮上部冲刷隆起的腹部。孕妈妈一边冲洗，一边用手掌温柔地轻抚腹部。每次沐浴时间以不超过 15 分钟为宜。

乳头刺激

刺激孕妈妈的乳头和乳晕，可以诱发内源性催产素的释放，导致子宫收缩。当出现宫缩后，可以暂停刺激，宫缩消失后再刺激。

药物催产

如果胎盘确实已成熟并趋向老化，医生会建议孕妈妈打催产针进行药物催产。催产针的主要药物成分就是缩宫素，使用时必须由医护人员随时看护并控制好药物的用量。

能在预产期当天分娩的孕妈妈少之又少，所以无须苛求，早几天或者晚几天都是正常的。

第39周 分娩前的助产运动

由于胎宝宝身上的胎脂逐渐脱落，他的皮肤变得更加光滑。胎动越来越少。肺部虽已发育成熟，但还没有开始真正的呼吸，在胎宝宝出生后，肺才能建立正常的呼吸方式。

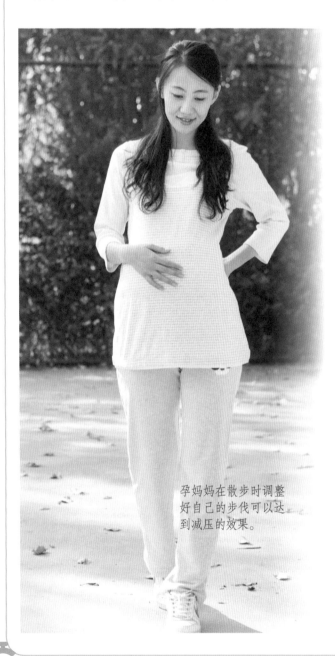

孕妈妈在散步时调整好自己的步伐可以达到减压的效果。

直立扩胸运动促使胎宝宝入盆

如果到了预产期还没有动静，孕妈妈要加强运动。直立扩胸运动能促使胎宝宝入盆，同时还能锻炼盆底肌肉，增加产力。不过，一定要让准爸爸陪在身边，以免意外发生。

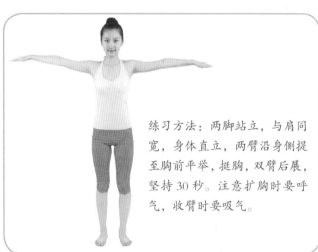

练习方法：两脚站立，与肩同宽，身体直立，两臂沿身侧提至胸前平举，挺胸，双臂后展，坚持30秒。注意扩胸时要呼气，收臂时要吸气。

散步是最好的放松

在分娩之前，最好的运动方式就是在准爸爸的陪同下多散步。在散步的同时，孕妈妈稍稍调整一下自己的步伐，还可以达到减压的效果。

要以放松短小的步伐向前迈，一定要以一个感觉舒适的步调进行，手臂自然放在身体两侧。散步时还可以训练分娩时的呼吸方法。

分娩前的准备运动

分娩前的准备运动可以在一定程度上消除孕妈妈的紧张感，减轻分娩前的不适，从而促进顺产。

浅呼吸

如果孕妈妈感觉腹部紧绷，可以试试这个方法：仰卧，嘴微微张开，进行吸气和呼气，呼气与吸气之间要间隔相等的轻而浅的呼吸。

短促呼吸

孕妈妈仰卧，双手握在一起，集中力量连续做几次短促的呼吸。这个动作可以在分娩的过程中集中腹部的力量使胎宝宝的头慢慢娩出。

肌肉松弛法

宫缩开始后，孕妈妈可能会由于疼痛绷起全身的肌肉而无法放松，此时可以试试这个方法：肘关节和膝关节用力弯曲，接着伸直并放松。这个方法每天练习 30 分钟，会收到很好的效果。但是运动因人而异，如果孕妈妈觉得不适，请立即停止运动。

第 39 周注意事项速查

孕 39 周，孕妈妈的身体已经为分娩做好了准备，如果出现临产信号也是正常的，孕妈妈要做好心理准备。

留出备用钥匙

为防提前分娩或者由于出现一些特殊情况需要马上住院，可以把家里的备用钥匙交给至少一个家人或好朋友，以防你需要用家里的东西，又不能亲自回家取时能顺利求助。

准爸爸考虑是否陪产

陪妻子待产的过程可能并不像想象的那样轻松，因为分娩是一个"血淋淋"的过程，准爸爸需要认真考虑自己是否陪产。

家中做好准备

孕妈妈入院以后，家里的大小事情要预先安排好。家人在照顾好孕妈妈的同时，也要做好出院准备，布置好清洁舒适的房间，检查宝宝的用品是否齐全，并备足所需生活用品。

分娩热身操

孕妈妈不要认为临近分娩时就只能卧床休息了，此时更有必要锻炼，因为运动不仅可以增加血液中的含氧量，还能缓解孕后期的不适症状，更锻炼了分娩时相关部位的关节和肌肉，为分娩做更充分的准备。当然，孕妈妈这个时期是否能锻炼，还需要咨询医生，以免发生意外。

分娩热身操	作用	方法
盘腿坐	伸展肌肉，放松腰关节	1. 盘腿而坐，背部挺直，双手置于膝盖上，两眼紧闭，全身放松 2. 呼吸，双手向下按压；再呼吸，再向下按压；慢慢加大力度，使膝盖向地面靠近
骨盆运动	缓解骨盆关节和腰部肌肉的压力，强健下腹部肌肉	1. 双手双膝着地；低头，后背上拱呈圆形 2. 仰头，将面部朝上，重心前移，呼吸一次做一次重心前移运动
脚部运动	增强血液循环，缓解腿脚肿胀，强健脚部肌肉	1. 直身坐在椅子上，双脚并拢，平放在地上，使小腿与地面呈垂直状态 2. 脚尖向上翘起，呼吸一次，脚尖放平；然后再重复做 3. 左脚置于右腿上，左脚脚尖慢慢自上而下地活动；然后换右脚，动作同上

呼吸运动

临产前短浅的呼吸不能满足身体对氧的需求，供氧不足会导致大脑缺氧，容易感觉疲惫。健康的呼吸运动可以将体内废气排出。

深深吸气，使肺部完全被气体充满，然后将气息慢慢从口中呼出，让气流带着紧张情绪流出体外。反复做这样的深呼吸，胎宝宝和自己的压力都可以得到不断地释放。

舒缓腰椎运动

该项运动可以减轻孕妈妈的腰痛，增强腹背肌力。做的时候可以在地上铺上垫子。

1. 双脚蹲在地上，双手支撑着身体，头垂下，两肩及背部随着头一起下垂，使腰部弓起。

2. 抬起头来，两肩及背部随头部一起向上挺起，腰部下压。

3. 一般情况下做 10 次，如果达不到也不要勉强。

扭骨盆运动

孕妈妈在分娩前经常进行适宜的扭动骨盆运动，可以减轻耻骨分离引起的疼痛。具体方法如下：

1. 仰卧在床上，两腿弯曲，大腿与床成 45°角。

2. 双膝并拢带动大小腿向左右摆动，摆动时两膝好像是一个椭圆形，要缓慢有节奏地运动，双肩和双脚脚底板要紧贴床面。

3. 左腿伸直，右腿保持原状，右膝慢慢向左倾倒。

4. 右腿膝盖从左侧恢复到原位后，再向右侧倾倒。此方法两腿交换进行。

促进顺产的运动

下面这组简单的运动可以帮助孕妈妈顺利分娩。

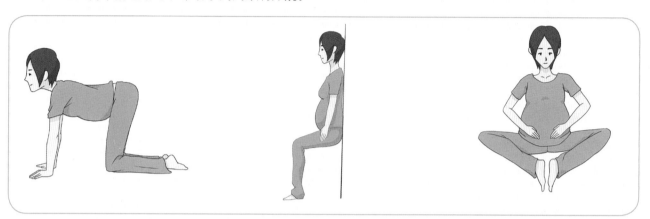

1. 跪在床上或垫子上，用双臂支撑，头部、背部和臀部尽量保持在一条直线上，上下轻轻摇摆骨盆，可加强腰部肌肉力量。

2. 背部靠墙站立，两脚分开，与肩同宽，靠着墙慢慢上下滑动身体，有助于打开骨盆。

3. 盘腿坐，两脚脚掌相对，双手轻按腹部或膝盖，可拉伸大腿与骨盆肌肉。

缓解阵痛的运动

从阵痛开始到正式分娩，大概还需经历若干小时，孕妈妈不要一味地坐等一波又一波阵痛的来临，而是要让身体动起来，以分散注意力，缓解阵痛。

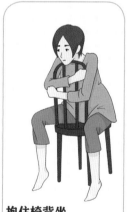

抱住椅背坐

像骑马一样坐在有靠背的椅子上，双腿分开，双手抱住椅背。

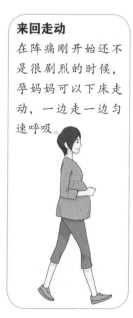

来回走动

在阵痛刚开始还不是很剧烈的时候，孕妈妈可以下床走动，一边走一边匀速呼吸。

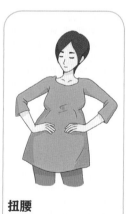

扭腰

两脚分开，与肩同宽，深呼吸，闭上眼睛，前后左右大幅度地慢慢扭腰。

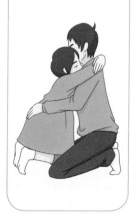

和准爸爸拥抱

双膝跪地，坐在自己脚上，双手抱住准爸爸，可放松心情。

第 40 周 终于可以见到你

胎宝宝已经具备了七十多种不同的反射能力，内脏和神经系统功能已经健全，胸部会变得更凸出。

第一产程：如何与医生配合

在此阶段，宫口未开全，过早用力反而会使宫口肿胀、发紧，不易张开。此时孕妈妈应做到以下几个方面。

思想放松，精神愉快

做深慢、均匀的腹式呼吸，即每次宫缩时深吸气，同时逐渐鼓高腹部，呼气时缓缓下降，可以减少痛苦。

注意休息，适当活动

利用宫缩间隙休息、节省体力，切忌烦躁不安消耗精力。如果胎膜未破，可以下床活动。

适当活动

适当的活动能促进宫缩，有利于胎头下降。

采取最佳体位

除非是医生认为有必要，否则不要采取特定的体位。只要能使孕妈妈感觉减轻阵痛的体位，就是最佳体位。

趁机补充营养和水分

尽量吃些高热量的食物，如粥、牛奶、鸡蛋等，多饮汤水，以保证有足够的精力来承担分娩重任。

勤排小便

膨胀的膀胱有碍于胎先露下降和子宫收缩，应在保证充足水分摄入的前提下，每2~4小时主动排尿1次。

第二产程：用力有技巧

第二产程时间较短。宫口开全后，孕妈妈要注意随着宫缩用力；宫缩时，两手紧握床旁把手，先吸一口气憋住，接着向下用力；宫缩间隙，要休息、放松、喝点水，准备下次用力。当胎头即将娩出时，孕妈妈要密切配合接生人员，不要再用力，避免造成会阴严重撕裂。

第三产程：有不适就说

在第三产程，要保持情绪平稳。分娩结束后2小时内，应卧床休息，进食半流质食物补充消耗的能量。一般产后不会马上排便，如感觉肛门坠胀，有排大便之感，要及时告诉医生，排除软产道（包括子宫下段、宫颈、阴道及外阴）血肿的可能。如有头晕、眼花或胸闷等症状，也要及时告诉医生，以便尽早发现异常并给予处理。

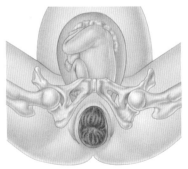

宫口全开

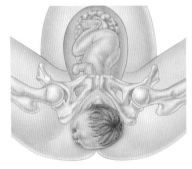

胎头娩出

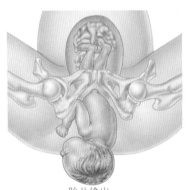

胎儿娩出

掌握分娩技巧

别担心，分娩也是有技巧的，孕妈妈一定能够掌握它。

分散注意力

临产时由家人陪伴，由助产士指导，分散注意力，一起聊一聊孕妈妈感兴趣的话题，并讲解分娩的过程，使孕妈妈掌握分娩知识，可有效地缓解分娩过程中的不适，从而降低对宫缩的感受程度。

调节呼吸的频率和节律

当运动或精神紧张时，呼吸频率就会加剧，主动调整呼吸的频率和节律，可缓解分娩产生的压力，增强孕妈妈的自我控制意识。可将呼吸的频率调整为正常的1/2，宫缩频率和强度增加后，则可选择浅式呼吸，其频率为正常呼吸的2倍。不适达到最强时选用喘息式呼吸，即4次短浅呼吸后吹一口气。

适当采用一些令孕妈妈放松的技巧

由家人或护士触摸孕妈妈的紧张部位，并指导其放松，反复地表扬、鼓励孕妈妈并讲解进展情况。有条件的话选择舒缓的音乐进行放松。

当宫口全开时，孕妈妈的疼痛会有所缓解，有种想大便的感觉，医生和护士会指导孕妈妈屏气用力的正确方法。此时孕妈妈要调整自己的心理和体力，积极配合，正确用力，以加速产程进展，否则会消耗体力，使产程延长，胎宝宝易发生宫内窒息及颅内出血。

第 40 周注意事项速查

因为并不是每个孕妈妈都会在预产期分娩，有些可能会提前，所以要多留意。

 不在意分娩时放屁排便

分娩时，胎宝宝慢慢下降，会挤压到孕妈妈的直肠，以致将一些气体排出肛门，出现排气现象。当胎宝宝的头部通过产道时，孕妈妈的直肠会变得更加平滑，很可能会出现排便现象。其实分娩时排气排便属于正常现象，不必过于在意。

 重视过期妊娠

平时月经周期规律，但超过预产期2周以上，即超过42周还不临产就叫"过期妊娠"。过期妊娠会使胎宝宝死亡率增高。初产妇过期妊娠较经产者危险性更大。一般医院都有相应的终止妊娠的方法，孕妈妈要保持镇定，积极配合，最大限度地保证宝宝健康顺利地娩出。

 分娩时不要大喊大叫

大声喊叫对分娩毫无益处，孕妈妈还会因为喊叫而消耗体力，不利于子宫口扩张和胎宝宝下降。要对分娩有正确的认识，消除精神紧张，抓紧宫缩间隙休息，使身体有足够的能量和力气。

附录：孕期常见不适食疗方

孕期呕吐

　　孕期呕吐的主要症状就是恶心、呕吐，尤其是早上起床时或者闻到油烟味以及刺鼻难闻的味道时，更容易加重恶心的感觉。但只要孕吐不严重，持续的时间不长，孕妈妈每天还能吃一定量的食物，呕吐对孕妈妈和胎宝宝的影响就不会很大。

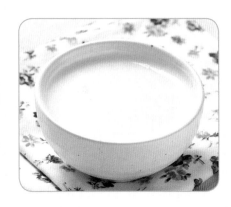

姜汁撞奶

原料： 全脂牛奶 250 毫升，姜汁 20 毫升，冰糖 10 克。

做法： ①先将姜汁放入碗中。②将冰糖加 40 毫升清水煮溶后，再加入牛奶煮至沸滚，牛奶煮沸 3 分钟。③将煮沸的牛奶马上倒入置有姜汁的碗中，1 分钟后即凝结成非常嫩滑的姜汁撞奶。

营养功效： 姜有解毒杀菌的作用，还可以刺激胃黏膜，提升胃功能，有开胃的作用。此外姜还有散寒、止呕的功效，有助于改善孕吐。

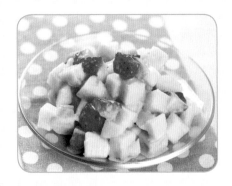

酸奶苹果

原料： 酸奶 100 毫升，苹果 1 个，草莓 3 个，香蕉 1 个。

做法： ①苹果洗净，去皮、蒂、核，然后切成小块；草莓洗净，切小块；香蕉去皮，切小块。②倒入酸奶拌匀即可。

营养功效： 口味酸甜，营养丰富，还有开胃的效果，非常适合处在妊娠反应中的孕妈妈作为加餐食用。

养胃粥

原料： 大米 50 克，红枣 4 颗，莲子 20 克。

做法： ①莲子用温水泡软、去心；大米淘洗干净；红枣洗净。②三者同入锅内，加清水适量，大火煮开后，小火熬煮成粥。③可依个人口味用盐或者蜂蜜调味，早晚食用。

营养功效： 本粥能够帮孕妈妈补充所需的碳水化合物，养胃健脾，适合孕吐严重的孕妈妈。若在晚上食用还有利于控制体重。

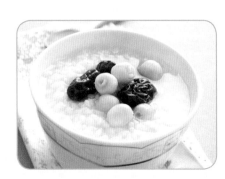

孕期便秘

孕激素使胃酸分泌减少，胃肠道的肌肉张力和蠕动能力减弱，食物在腹内停留的时间变长，加之日渐增大的子宫压迫直肠，孕妈妈腹壁的肌肉变得软弱，腹压减小，便秘就这样产生了。

山药糊

原料： 山药 300 克，白糖适量。

做法： ①山药去皮，洗净，以小火煮烂。②煮好的山药捣成糊状，加少许白糖即可。

营养功效： 山药糊可以促进肠胃消化吸收和肠蠕动，能预防和缓解便秘。

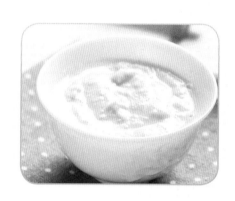

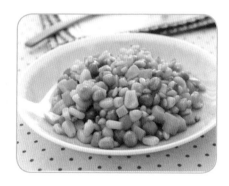

松仁玉米

原料： 松子仁 50 克，玉米粒 200 克，青豆、胡萝卜各 20 克，葱末、香油、盐、水淀粉等适量。

做法： ①松子仁用水洗净，放在油锅里炸到颜色稍微金黄，备用；将胡萝卜切成颗粒。②在原锅中放入油，热至六成的时候，放入玉米粒和青豆，翻炒一下，再加入松子仁和胡萝卜粒炒。③加入盐、葱末，用水淀粉勾芡，淋香油装盘即可。

营养功效： 玉米含有丰富的矿物质、膳食纤维、蛋白质和脂肪，而其中的膳食纤维具有利于肠胃蠕动、防止便秘的作用。与松子仁同炒，可促进人体对维生素 E 的吸收。

凉拌空心菜

原料： 空心菜 200 克，蒜末、盐、香油各适量。

做法： ①空心菜洗净，切成段。②空心菜段放入沸水锅中焯一下，捞出沥干。③蒜末、盐与少量水调匀后，再浇入热香油调成汁。④用调味汁把空心菜拌匀即可。

营养功效： 空心菜中的膳食纤维含量极为丰富，膳食纤维能加速人体内的有毒物质的排出，对于孕期便秘有很好的缓解作用。

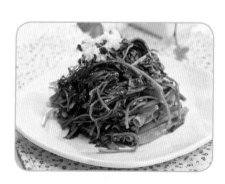

孕期胃胀气

在孕中期以后，孕妈妈会发觉肚子发胀，这是黄体酮的副作用，而且怀孕中后期子宫扩大，压迫到肠道，使得肠道蠕动变得缓慢，使食物堆积在体内发酵，形成胃胀气。

大丰收

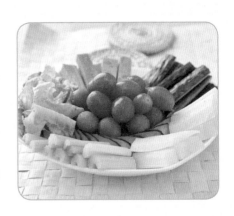

原料： 白萝卜、黄瓜、胡萝卜各半根，生菜、芹菜各半棵，圣女果、甜面酱、香油各适量。

做法： ①白萝卜、胡萝卜去皮，洗净切条；黄瓜、芹菜洗净，切条；生菜洗净，撕成片；圣女果洗净，将这些蔬菜码盘。②甜面酱加适量香油，搅拌均匀。③各种蔬菜蘸甜面酱食用即可。

营养功效： 白萝卜具有促进消化、增强食欲、加快胃肠蠕动的作用，因此能够缓解胃胀气。

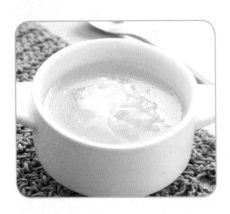

银耳鸡汤

原料： 银耳 20 克，鸡汤、盐、白糖各适量。

做法： ①将银耳洗净，用温水泡发后去蒂。②将银耳放入砂锅中，加适量鸡汤，用小火炖 30 分钟左右。③待银耳炖透后放入盐、白糖调味即可。

营养功效： 银耳配鸡汤，能增强孕妈妈的食欲和补充能量，银耳中的膳食纤维可以帮助促进孕妈妈的胃肠蠕动，减轻胃胀气。

拔丝香蕉

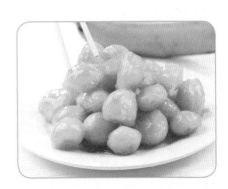

原料： 香蕉 2 根，鸡蛋 1 个，面粉 100 克，白糖各适量。

做法： ①香蕉去皮，切块；鸡蛋打匀，与面粉搅匀，调成糊。②油锅烧至五成热时放入白糖，加少许清水，待白糖化开，用小火慢慢熬至金黄能拉出丝。③另起油锅烧热，香蕉块裹上蛋面糊投入油中，炸至金黄色时捞出，倒入糖汁中拌匀即可。

营养功效： 这道菜含有蛋白质、维生素 C、膳食纤维等营养成分。香蕉所含的膳食纤维能促进肠胃蠕动，对消除胃胀气有一定作用。

妊娠水肿

妊娠水肿最早出现于足背，以后逐渐向上蔓延到小腿、大腿、外阴及下腹部，严重时会波及上肢和脸部，并伴有尿量减少、体重明显增加、容易疲劳等症状。这是因为随着胎宝宝逐渐增大，羊水增多，孕妈妈下肢静脉受压，血液回流受阻而造成的。

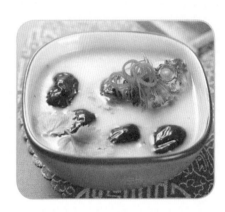

鲤鱼红枣汤

原料： 鲤鱼 1 条，红枣 4 颗，盐、料酒、香菜叶、彩椒丝各适量。

做法： ①将红枣冲洗干净；鲤鱼去鳞、鳃，用清水洗净，切块。②锅置于火上，加适量清水，放入鲤鱼块、红枣、盐、料酒，煮至鱼肉熟烂，加彩椒丝和香菜叶装饰即可。

营养功效： 鲤鱼有健胃、利水消肿的功效，配以补血健脾的红枣，既可用于孕晚期水肿的食疗，又可补养身体。

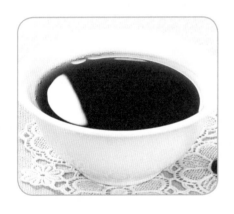

黑豆红糖水

原料： 黑豆、红糖各 50 克。

做法： ①黑豆洗净，浸泡 12 个小时。②黑豆与红糖一同放入锅中，加适量水，用小火煮至黑豆熟透即可。

营养功效： 这款饮品富含多种营养素，黑豆具有活血利尿的作用，可以帮孕妈妈消除水肿。

鸭肉冬瓜汤

原料： 鸭子 1 只，冬瓜 100 克，姜片、盐各适量。

做法： ①鸭子去内脏，处理干净，剁块；冬瓜洗净，去籽，带皮切成小块。②鸭块放入冷水锅中，大火煮约 10 分钟，捞出。③冲去血沫，放入汤煲内，加足量水，大火煮开。④放姜片，略搅拌后，转小火煲 90 分钟。⑤关火前 10 分钟倒入冬瓜块，煮软后加盐调味即可。

营养功效： 这道汤荤素搭配，既有营养又好喝，还有消除水肿的功效。

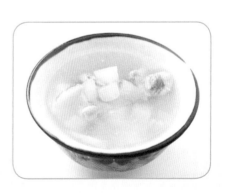

腿抽筋

小腿肚抽筋在医学上叫腓肠肌痉挛。孕妈妈腿抽筋主要是因为血液中缺钙。当体内缺钙时，肌肉兴奋性增强，就容易发生肌肉痉挛。孕期由于双腿肌肉的负担大，因此抽筋的现象比较常见。夜间睡觉时小腿肚子着凉、受压，也会引起抽筋。

鸭血豆腐汤

原料： 鸭血 50 克，豆腐 100 克，菠菜 30 克，高汤、水淀粉、醋、盐各适量。

做法： ①鸭血、豆腐在淡盐水中泡一下，切片，放入煮开的高汤中炖熟。②加醋、盐调味，搅拌均匀。③菠菜洗净，切段，用热水焯后放入汤中略煮。④用水淀粉勾薄芡即可。

营养功效： 豆腐是补钙高手，而鸭血能满足孕妈妈对铁的需要，还能促进钙质的吸收，预防孕妈妈腿抽筋。

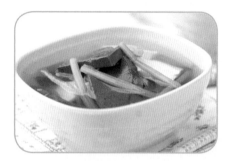

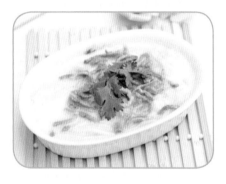

骨汤白菜

原料： 白菜 150 克，猪肉丝 100 克，香菜 2 棵，骨头汤、盐、香油、水淀粉各适量。

做法： ①香菜择净，切段；白菜洗净，对半切开，焯水后装盘。②锅中倒入适量的骨头汤烧开，再放入猪肉丝搅散，加盐、水淀粉，再放入香菜段，淋上香油。③将做好的汤浇在白菜上即可。

营养功效： 骨头汤可以补充钙质，搭配白菜能更好地促进钙的吸收，避免腿抽筋。

虾皮紫菜鸡蛋汤

原料： 紫菜 5 克，鸡蛋 1 个，虾皮、香菜、盐、葱花、姜末、香油各适量。

做法： ①虾皮、紫菜洗净，紫菜撕成小块；鸡蛋磕入碗内打散；香菜择洗干净，切成小段。②油锅烧热，用姜末炝锅，放入虾皮略炒一下，加适量水，烧沸后，淋入鸡蛋液，放入紫菜、香菜段、盐、葱花、香油，再次煮沸后盛出即可。

营养功效： 紫菜和虾皮都是补碘补钙的食物，这道汤简便易做，清淡味美，可以帮助孕妈妈预防腿抽筋。

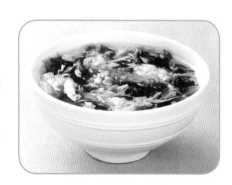

妊娠糖尿病

　　怀孕后孕妈妈的生理变化引起体内糖代谢紊乱，出现血糖升高和尿糖，甚至患上妊娠糖尿病。饮食结构不合理，营养过剩，高糖、高脂肪、高蛋白质的食物摄取过多，都容易引发妊娠糖尿病。

红烧鳝鱼

原料：鳝鱼 250 克，蒜蓉、盐、酱油、葱花各适量。

做法：①鳝鱼宰杀后去内脏，洗净，切成 3 厘米长的段。②油锅烧热，先放入蒜蓉，随即倒入鳝鱼段，翻炒 3 分钟，焖 3 分钟。③加冷水 1 大碗和适量盐、酱油，继续焖 20~30 分钟。④汁水快干时，撒上葱花即可。

营养功效：鱼肉富含不饱和脂肪酸，是孕妈妈补充营养的理想食品。鳝鱼肉还可以防治妊娠糖尿病。

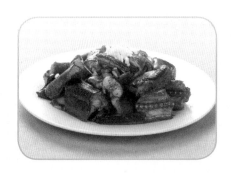

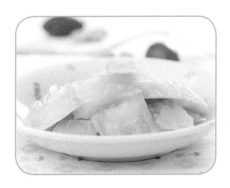

凉拌苦瓜

原料：苦瓜 100 克，盐、香油各适量。

做法：①苦瓜洗净、切片。②放入开水锅中汆烫，再用凉开水冲洗一下。③用盐、香油调拌即可。

营养功效：清热解毒、止渴除烦，可预防妊娠糖尿病。

凉拌莴笋

原料：莴笋 350 克，香油、盐、红椒丝各适量。

做法：①将莴笋去皮、洗净，切成丝，用盐拌一下。②放置一会儿后倒掉汁水，再淋上香油拌匀，加红椒丝点缀即可。

营养功效：这道凉拌菜口味爽脆，富有营养，孕妈妈食用可预防妊娠糖尿病等妊娠并发症。

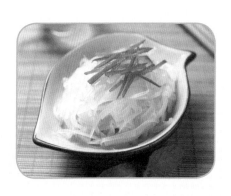

妊娠高血压疾病

虽然妊娠高血压疾病只是暂时的，但如果控制不好，可能会发展为重度妊娠高血压疾病，引发孕妈妈抽搐、昏迷，威胁孕妈妈和胎宝宝生命安全。

冬笋香菇扒油菜

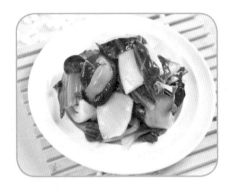

原料：油菜 200 克，冬笋 1 根，香菇 4 朵，葱末、盐各适量。

做法：①将油菜去掉老叶，清洗干净，切段；香菇洗净切半；冬笋切片，并放入沸水中焯一下，除去其中的草酸。②油锅烧热，放入葱末、冬笋片、香菇煸炒，倒入少量清水，再放入油菜段、盐，用大火炒熟即可。

营养功效：这道菜不但有助于预防便秘，还能帮助预防妊娠糖尿病和妊娠高血压疾病。

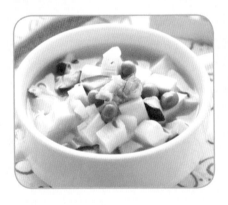

香菇豆腐汤

原料：豆腐 100 克，香菇、冬笋、虾仁、青豆各 50 克，葱花、姜末、香菜、盐、香油各适量。

做法：①将豆腐切小块；香菇洗干净，浸泡，切丁；虾仁洗净，切丁；青豆洗净，焯水。②油锅烧热，爆香葱花、姜末，下青豆、虾仁丁翻炒。③加适量水，烧沸，加入豆腐块、香菇丁，再次烧沸。④加盐调味，淋上香油，撒上香菜即可。

营养功效：香菇有降血压、降胆固醇的作用，可以预防妊娠高血压疾病。

芹菜拌花生

原料：芹菜 250 克，花生仁 100 克，香油、醋、盐各适量。

做法：①花生仁洗净，泡涨，去皮，加适量水煮熟；芹菜洗净，切成小段，放入开水中焯熟。②将花生仁、芹菜段放入碗中，加香油、醋、盐搅拌均匀即可。

营养功效：芹菜搭配花生，能为孕妈妈提供蛋白质、钙、磷、胡萝卜素等营养素，芹菜还含降压成分，对患有妊娠高血压疾病的孕妈妈有一定的降压作用。

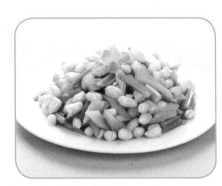

妊娠纹

妊娠纹的产生是由于怀孕后子宫膨胀超过腹部肌肤的伸张度，导致皮下纤维组织断裂，从而产生的裂纹。另外，怀孕期间激素分泌水平改变，或者体重增加过快，也会出现妊娠纹。

黄豆猪蹄汤

原料： 猪蹄 1 个，黄豆 50 克，葱段、姜片、盐、料酒各适量。

做法： ①黄豆洗净，备用。②猪蹄洗净，放入锅内，加清水煮沸，撇浮沫。③把黄豆、葱段、姜片、料酒放入锅内，转小火继续炖至猪蹄软烂。④拣去葱段、姜片，加入盐调味即可。

营养功效： 黄豆含有丰富的维生素及植物蛋白。猪蹄富含胶原蛋白，可以有效帮助孕妈妈改善孕期皮肤状况，预防妊娠纹生成。

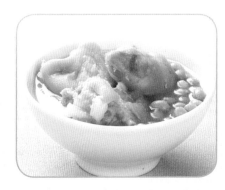

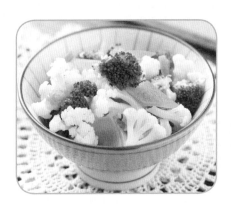

什锦西蓝花

原料： 西蓝花、菜花各 100 克，胡萝卜 1/4 根，盐、白糖、醋、香油各适量。

做法： ①西蓝花和菜花切成小朵；胡萝卜去皮、切片。②将全部蔬菜放入锅中焯熟，盛盘。③加盐、白糖、醋、香油拌匀即可。

营养功效： 此菜富含的维生素、铁、钙等可保证胎宝宝健康发育。孕妈妈经常食用西蓝花，可以预防妊娠纹的生成。

杨桃猕猴桃汁

原料： 猕猴桃 2 个，杨桃半个，冰糖适量。

做法： ①猕猴桃洗净，去皮，切块；杨桃洗净，切块。②将猕猴桃块、杨桃块放入榨汁机中，加水至上下水位线之间。③榨汁后倒出，加冰糖调味即可。

营养功效： 猕猴桃中富含维生素 C，可延缓皮肤衰老，增强皮肤弹性，预防妊娠纹。

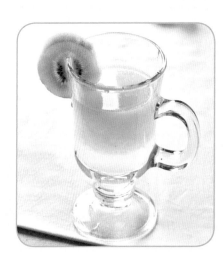

图书在版编目（CIP）数据

怀孕 40 周要点速查 / 杨虹主编 . -- 南京：江苏凤凰科学技术
出版社，2019.12
（汉竹·亲亲乐读系列）
ISBN 978-7-5537-9577-5

Ⅰ . ①怀… Ⅱ . ①杨… Ⅲ . ①妊娠期－妇幼保健－基本知识
Ⅳ . ① R715.3

中国版本图书馆 CIP 数据核字 (2018) 第 190619 号

凤凰汉竹

中国健康生活图书实力品牌

怀孕 40 周要点速查

主 编	杨 虹	
编 著	汉 竹	
责 任 编 辑	刘玉锋 黄翠香	
特 邀 编 辑	李佳昕 张 欢	
责 任 校 对	郝慧华	
责 任 监 制	曹叶平 方 晨	

出 版 发 行	江苏凤凰科学技术出版社
出版社地址	南京市湖南路 1 号 A 楼，邮编：210009
出版社网址	http://www.pspress.cn
印 刷	北京瑞禾彩色印刷有限公司

开 本	715 mm × 868 mm 1/12
印 张	15
字 数	300 000
版 次	2019 年 12 月第 1 版
印 次	2019 年 12 月第 1 次印刷

标 准 书 号	ISBN 978-7-5537-9577-5
定 价	39.80 元

图书如有印装质量问题，可向我社出版科调换。